Knaus
K

Hannah Monyer
Martin Gessmann

Das geniale Gedächtnis

Wie das Gehirn
aus der Vergangenheit
unsere Zukunft macht

Knaus

Der Verlag weist ausdrücklich darauf hin, dass im Text enthaltene externe Links vom Verlag nur bis zum Zeitpunkt der Buchveröffentlichung eingesehen werden konnten. Auf spätere Veränderungen hat der Verlag keinerlei Einfluss. Eine Haftung für externe Links ist stets ausgeschlossen.

MIX
Papier aus verantwortungsvollen Quellen
FSC® C014496
FSC
www.fsc.org

Verlagsgruppe Random House FSC® N001967
Das für dieses Buch verwendete FSC®-zertifizierte Papier
Munken Premium Cream liefert Arctic Paper Munkedals AB, Schweden.

1. Auflage

Lektorat: Margret Trebbe-Plath
Umschlaggestaltung: Favoritbüro, München
Satz: Buch-Werkstatt GmbH, Bad Aibling
Druck und Einband: GGP Media GmbH, Pößneck
Printed in Germany
ISBN 978-3-8135-0690-7

www.knaus-verlag.de

INHALT

Unseren Eltern

La mémoire est l'avenir du passé.

Das Gedächtnis ist die Zukunft der Vergangenheit.

Paul Valéry

VORWORT

»Fisch und Vogel können sich ja mögen, wo aber bauen sie ihr Nest?« Mit dieser Lebensweisheit aus dem Tierreich sprach uns ein Kollege Mut zu, als wir beiläufig einmal die Idee erwähnten, gemeinsam ein Buch zu schreiben. Und er hatte ja recht: Philosophie und Neurobiologie sind nicht gerade dafür bekannt, dass sie Hand in Hand durch das akademische Leben gehen. Die Philosophie liebt es bekanntlich, abstrakt zu denken und sich einer Frage aus großen begrifflichen Höhen zu nähern. Die Neurobiologie dagegen setzt beim Gegenstand selbst an, wie es auch in der Medizin üblich ist, und hat darüber hinaus die Besonderheit, sozusagen ganz von vorn anzufangen und sich um die kleinsten Bestandteile ihres Untersuchungsgegenstandes zu kümmern. Das ist schließlich schon in ihrem Namen verbrieft, denn die Nervenzellen, für deren Erforschung die Vorsilbe *neuro* steht, können als die ersten Atome im Kosmos der Biologie und der Medizin verstanden werden. Und so kann es in der Tat so aussehen, als schwebten die einen – die Philosophen – grundsätzlich über den Dingen, während die anderen – die Neurobiologen – immer schon mittendrin sind, und mehr als eine flüchtige Begegnung beim Luftholen, vielleicht während einer Forschungspause, ist eher nicht zu erwarten.

Allerdings war man sich, seitdem die Neurowissenschaften die Hirnforschung ins Zentrum ihrer Aufmerksamkeit gestellt haben, zwangsläufig schon nähergekommen. Die Philosophie versuchte immer schon zu erforschen, was der menschliche Geist ist und wie er funktioniert, und die Hirnforschung legte nun Angebote vor, wie man sich das konkret vorstellen musste – also welche Vorgänge man im Hirn für bestimmte Phänomene voraussetzen muss. Die großen klassischen Fragen etwa nach dem Wesen von Bewusstsein oder dem Ursprung des logischen Denkens konnten nun von zwei unterschiedlichen Seiten angegangen werden.

Vieles von dem, was man danach über sogenannte Neuro-Themen lesen konnte, blieb jedoch Stückwerk. Und dafür gibt es auch gute Gründe: Zwar liegen inzwischen zahlreiche Studien zu einzelnen spezifischen Themen vor, und wie raffiniert die Versuche konzipiert sind, um dahin zu kommen, davon werden wir in den acht Kapiteln dieses Buches nicht ohne Enthusiasmus berichten. Und doch fehlt es bis heute an einer übergreifenden Sichtweise, die das Große und Ganze bedenkt und es möglich macht, die vielen, sehr speziellen Einzelergebnisse einzuordnen und zusammenzufügen. Umgekehrt war auch die Philosophie bei der medizinischen und empirischen Erforschung des Gehirns nicht gerade behilflich. Die Theorien über den menschlichen Geist, wie sie vor allem von der angloamerikanischen Philosophie vorgestellt werden, sind im Grunde längst veraltet, und es ist an der Zeit, umzudenken.

So überlegten wir – die Neurobiologin und der Philosoph – also, wo Hirnforschung und Philosophie heute zusammenkommen müssen, wenn sie eine Antwort auf aktuelle Fragen liefern und zugleich den großen Wurf wagen wollen, ohne sich im Klein-Klein der Einzelergebnisse zu verlieren. Und wir kamen schnell darauf, dass es nur ein Phänomen gibt, das umfassend genug ist, um diesen Vorgaben gerecht zu werden: unser Gedächtnis. Anders als man gemeinhin denkt, ist nämlich das Gedächtnis nicht der Ort, an dem wir einzelne Inhalte oder Fähigkeiten nur ablegen – für einen möglichen späteren Gebrauch. Es ist zugleich der Raum, in dem sich Erstaunliches tut, was die weitere Bearbeitung und Ausrichtung unserer Erinnerungsinhalte betrifft. Und folgt man jener Spur bis zum Ende, merkt man bald, dass wir im Grunde gar nichts denken und fühlen, nichts überlegen und planen können, ohne dass unser Gedächtnis eine entscheidende Zuarbeit liefert. Es ist, wenn man so will, die Graue Eminenz, die im Hintergrund die Fäden zieht, wenn wir vordergründig der Ansicht sind, alles aus dem Stand heraus zu entscheiden und Probleme ohne große Vorbereitung zu lösen.

Wir waren beide unabhängig voneinander in unserer Forschung schon lange zu diesem Ergebnis gekommen.

Hannah Monyer hat eine Passion entwickelt für die Erforschung der Vorgänge im Gehirn, die es ermöglichen, dass wir uns im Raum zurechtfinden und orientieren können. Und eine wesentliche Einsicht ihrer Forschung ist es, dass man sich unser Raumgedächtnis nicht einfach als ein Archiv von Karten vorstellen darf, sondern vielmehr als ein hochdynamisches Navigationssystem: womit Gedächtnis dann zu einer Fähigkeit wird, nicht nur zurückzublicken, sondern vor allem vorauszuschauen – dorthin, wo man erst noch hinwill.

Martin Gessmann war lange Zeit in einer ganz anderen gedanklichen Richtung unterwegs: als Spezialist für Fragen der Interpretation und Deutung vergangener (großer) Texte und Techniken. Je mehr er sich aber dem Studium der Vergangenheit widmete, umso klarer wurde auch ihm, dass unsere Kultur erst zu sprechen beginnt, wenn sie es wagt, vorauszuschauen. Wollen wir die Vergangenheit und uns selbst darin verstehen, müssen wir in die Zukunft blicken.

Zwei Seiten, ein Ziel. Als uns das auf die spöttische Nachfrage des Kollegen klar wurde, galt es nur noch, alles aufzuschreiben. Oder mit dem akademischen Nestbau endlich zu beginnen.

EINLEITUNG

Jedem von uns ist es schon einmal so gegangen: Wir stehen vor einer komplexen Entscheidung oder schwierigen Situation, wir haben alles durchdacht und viele Male hin- und hergewendet. Soll ich lieber diesen Weg nehmen oder einen anderen, sollen wir heiraten oder lieber noch warten, soll ich mich für jenes Studium entscheiden oder doch lieber für ein anderes – und vieles, vieles mehr bis hin zu Alltagsfragen der Art, wohin der nächste Urlaub geht. Und jeder von uns hat es auch schon erlebt, wie solche Situationen schließlich auf seltsam einfache Art und Weise entschieden werden. Aus irgendeinem Grund, den wir nicht recht einsehen, sind wir uns plötzlich voll und ganz bewusst, was wir eigentlich wollen und was jetzt zu tun ist. Am schönsten sieht man den Effekt, wenn man mit einem Problem abends schlafen geht und am nächsten Morgen aufwacht und die Lösung noch vor der ersten Tasse Kaffee vor Augen hat. Man weiß plötzlich, ohne jede weitere Anstrengung, wie sich die Dinge lösen lassen, man überblickt mühelos, was zuvor noch kompliziert schien. Und so magisch das klingt und so sehr es uns womöglich selbst überrascht: Wir tun meistens gut daran, uns nicht gegen diese plötzliche Einsicht zu sperren. Merken wir doch im Rückblick irgendwann, dass es offenbar genau das gewesen ist, was in besagter Situation das Richtige war, und dass die Folgen unserer Entscheidung günstiger nicht hätten ausfallen können. Folgen wir der Einsicht nicht, bleibt zumindest der nagende Zweifel bestehen, ob wir der inneren Stimme nicht lieber doch hätten folgen sollen.

Woher aber kommt diese Einsicht? Was ist das für eine eigenartige Macht, die unser Leben so geräuschlos, aber effektiv bestimmt? Woher haben wir den Rat, der uns wie ein Geniestreich erscheint und auch noch die verfahrensten Situationen zu lösen imstande ist?

Wir möchten in diesem Buch einen Kandidaten vorstellen, mit dem man so nicht unbedingt rechnen konnte: unser Gedächtnis. Meistens machen wir es für andere Dinge verantwortlich: wenn uns etwas zur rechten Zeit nicht einfallen will, wenn wir einen Blackout haben oder es uns unangenehm ist, bei einer Einladung wieder einmal die Namen der Kinder der Gastgeber nicht parat zu haben. Dass das Gedächtnis tatsächlich einen viel größeren Beitrag zum Gelingen unseres Lebens leistet, hatte man bislang so nicht vor Augen. Erst seitdem Krankheiten wie Morbus Alzheimer und andere Altersdemenzen häufiger werden, merken wir, was alles nicht mehr geht, wenn uns das Gedächtnis nicht einfach nur einen (kleinen) Streich spielt, sondern sich nach und nach verabschiedet und seine hilfreichen Dienste insgesamt einstellt. Dann wird uns auf bedrückende Weise klar, dass im Grunde gar nichts mehr in unserem Leben möglich ist. Zurück bleibt zuletzt eine große, unmenschliche Leere.

Fast immer waren es Krankheiten oder Folgen von Unfällen, die der Forschung den Weg wiesen und nachvollziehbar gemacht haben, in welchem Ausmaß unser Gedächtnis für das Gelingen unseres Lebens verantwortlich ist. Bekannt geworden ist der 2008 verstorbene Patient Henry Molaison (früher nur H.M. genannt).[1] Weil er unter epileptischen Anfällen litt, entschied man sich Anfang der 1950er Jahre zu einer Gehirnoperation, bei der ihm Teile des mittleren Schläfenlappens auf beiden Seiten entfernt wurden. Betroffen von dem Eingriff waren auch Teile des Hippocampus, einer Region, die fortan für Aufsehen in der Fachwelt sorgen sollte. Denn man stellte fest, dass der Patient nun nicht mehr in der Lage war, neue Erinnerungen zu bilden, sich also später an etwas zu erinnern, was er nach seiner Operation erlebte. Wenn er Menschen neu kennenlernte, geschah das immer mehr als ein Mal, weil er sich eben nicht erinnerte, sie bereits kennengelernt zu haben. In der Zwischenzeit haben sogar Spielfilme solche Motive aufgenommen, ihre Helden müssen sich erneut in die Person verlieben, mit der sie zuvor schon längere Zeit zusammen waren, so etwa der Film *Vergiss mein nicht* (im Original: *Eternal Sunshine of the Spotless Mind*).

In den vergangenen Jahrzehnten hat die Gedächtnisforschung einen gewaltigen Aufschwung erlebt, weil hoch entwickelte Verfahren und Technologien es erlauben, bis zu einzelnen Nervenzellen im Gehirn und ihren elektrischen Signalen vorzudringen. Und nicht zuletzt ist es die Vernetzung auf der ganzen Welt verteilter Wissenschaftler, die es heute möglich macht, die Leistungen des Gedächtnisses systematisch und umfassend zu erforschen. Um nur ein Beispiel für die Dimensionen zu geben, in denen die Forschung voranschreitet: Vor ungefähr 50 Jahren begann der spätere Nobelpreisträger Eric Kandel damit, einfachste Formen von Gedächtnis beim Kalifornischen Seehasen (das ist eine Meeresschnecke) zu untersuchen. Die *Aplysia californica*, wie sie lateinisch heißt, verfügt über rund 20 000 Nervenzellen. Es ging bei den Untersuchungen noch um einen simplen Reflex. Heute werden allein in Europa Forschungsgelder von mehr als einer Milliarde Euro ausgegeben, um mit Hilfe von Computern ein vergleichbares Modell des menschlichen Gehirns zu erstellen (wir berichten in Kapitel 8 darüber). Die Anzahl der Nervenzellen, die es jetzt in ihrer Funktion zu begreifen gilt, beträgt etwa 100 Milliarden Neurone, die Anzahl der Verbindungen, die jene Nervenzellen untereinander ausbilden, liegt bei 100 Billionen – das ist eine 10 mit 12 Nullen.

Dabei wurde lange Zeit viel Wert auf die Grundlagenarbeit gelegt. Es ging darum zu verstehen, wie auf der Ebene der Zellen kleinste Bausteine von Gedächtnis entstehen. Seit zwei Jahrzehnten kümmert sich die Forschung nun vermehrt darum, die komplexeren Zusammenhänge zu betrachten, das heißt das Zusammenspiel spezifischer Leistungen und Netzwerke auszutesten. Und so wird auch unser Gedächtnis nicht mehr nur als das angesehen, was man ursprünglich für seine Aufgabe hielt: nämlich der Speicherort zu sein, an dem unsere Erinnerungen abgelegt werden. Es wird vielmehr untersucht, was das Gedächtnis dazu beiträgt, dass wir auch sonst im Leben besser vorankommen.

Im Lichte solcher Erkenntnisse wollen wir in diesem Buch zeigen, dass es Zeit für eine Neubewertung unseres Gedächtnisses ist. Wir wollen plausibel machen, dass wir unser Gedächtnis bislang immer unterschätzt haben und wir gut daran tun, uns der Sache mit einer ganz neuen Blickrichtung zu nähern. Gedächtnis hat demnach nicht nur mit Vergangenheit zu tun, sondern auch mit Zukunft. Es ist nicht dazu da, Erlebtes einfach in Schubladen zu stecken und es dort aufzubewahren, sondern ständig neu aufzubereiten und dabei zukunftstauglich zu machen. Es folgt einer Logik, die grundsätzlich nach vorn blickt, auch und gerade dann, wenn sie mit den Dingen zu tun hat, die wir früher erlebt haben und längst für erledigt halten. Wir müssen unser Verständnis von Gedächtnis also in einem sehr grundsätzlichen Sinn umpolen und damit revolutionieren. Es gilt zu verstehen, dass seine Hauptaufgabe in der Lebensplanung besteht und es deshalb wohl kein zweites menschliches Vermögen gibt, das mit derart komplexen und ständig wechselnden Aufgaben zu tun hat. Geht es doch letztendlich darum, wie aus der vielfältigen Vergangenheit des Erlebten heraus die Aussicht auf eine erstrebenswerte Zukunft entsteht.

Und so fragen wir in Kapitel 1 zunächst ganz grundsätzlich, welche neuen Einsichten in der Gedächtnisforschung ein solches Umdenken nahelegen. Wir werden bei den einfachsten Lernprozessen beginnen und dann weiterverfolgen, was aus den so angelegten Gedächtnisspuren später wird. Bleibt es bei dem, was einstmals erlebt und anschließend abgelegt wurde? Können wir sicher sein, dass wir auf genau das wieder zurückgreifen, was wir für spätere Zwecke einmal abgespeichert haben? Wir werden sehen, dass schon bei den ersten Schritten der Verarbeitung nicht alles so ist, wie wir es uns gern vorstellen – gewöhnt an unseren Umgang mit Computern. Anders als bei den Rechenmaschinen können wir zum Beispiel nicht einfach einen Button drücken und in Sekundenschnelle ganze Buchdateien herunterladen. Wir haben es vielmehr mit Beschränkungen zu tun, die mit einem ganz bestimmten Zeitmanagement unserer Lernvorgänge zu tun haben. Wie viel Informationseinheiten kann man gleichzeitig im Kopf behalten? Ab wann sind wir überfordert? Wir werden nicht nur Antworten geben, sondern auch erklären, warum das so sein muss. Am Ende des Kapitels wagen wir noch einen ersten Ausblick: Was bedeuten die neuen Einsichten, wenn wir schon einmal auf das Große und Ganze schauen und es also darum geht, wie unser Gedächtnis insgesamt angelegt und ausgerichtet ist? Wie helfen uns die nun erforschten Strukturen dabei, im Leben besser zurechtzukommen?

Und vor allem: Was ist das spezifisch Menschliche an dieser Art, mit Vergangenheit umzugehen?

In Kapitel 2 wechseln wir dann von der Tagseite des Lernens und Behaltens auf die Nachtseite. Wir kümmern uns um Träume verschiedener Art. Wenn das Gedächtnis immer zurückhaltend erscheint und deshalb im Hintergrund bleibt und von dort aus wirkt, wäre es schließlich kein kleiner Gewinn, einmal hinter die Kulissen des Geschehens schauen zu können – und zu beobachten, was passiert, wenn es sozusagen ungestört seiner Arbeit nachgeht. Und genau das versucht man mit neuen Verfahren, die eine Art Leitung zu den beteiligten Hirnregionen legen, durch die wir dann einen *live stream* aus unseren Träumen zugespielt bekommen. Zuerst einmal darf man ankündigen, dass sich vor allem in der Tiefschlafphase viel mehr tut, als man das ausgehend von den eigenen Erfahrungen vermuten möchte. Und wir können auch schon vorausschicken, dass die fraglichen Vorgänge viel mit Lernprozessen zu tun haben, zumindest wenn es um dauerhaftes Lernen geht.

Es wird im Anschluss an solche Untersuchungen aber auch um jene Sorte Träume gehen, an die wir uns oft noch lebhaft erinnern und die also schon seit Urzeiten Gegenstand einer besonderen Traumdeutung sind. Und wir werden sehen, dass die neueren Forschungen einmal mehr zum Umdenken anregen. Könnte es etwa sein, dass wir unsere Träume in einem ganz bodenständigen Sinn betrachten müssen, so bizarr sie uns auch manches Mal erscheinen mögen? Wir werden versuchen, dafür zumindest gute Gründe beizubringen.

Unsere Beschäftigung mit Träumen wird an dieser Stelle jedoch noch nicht zu Ende sein. Die Hirnforschung hat noch etwas herausgefunden, was unser allnächtliches Träumen künftig verändern könnte. Sie arbeitet nämlich an Verfahren, die es möglich machen, uns zum Koregisseur des Traumgeschehens zu machen. Manche, sehr talentierte Menschen können das auch ohne technische Hilfe. Für uns Normalsterbliche ergeben sich daraus aber neue Möglichkeiten. Wir könnten eingreifen an Stellen, an denen wir bislang den Traumgeschichten hilflos ausgeliefert waren. Welche Aussichten uns das erschließt, sehen wir in Kapitel 3. Nur so viel sei vorab gesagt: Es geht um den Traum eines jeden Sportlers, trainieren zu können, ohne einen Finger krumm zu machen.

Im Traum kann man sich manches einbilden, was in Wahrheit nie geschehen ist. Ist das aber auch am Tag und bei vollem Bewusstsein möglich? In Kapitel 4 gehen wir dem Phänomen der falschen Erinnerungen nach. Dabei geht es jedoch weniger um ein zufälliges Vertun und die natürlichen Irrtümer, die einem unter ungünstigen Umständen unterlaufen. Wir fragen vielmehr danach, ob es möglich ist, das Gedächtnis absichtlich zu verfälschen. Kann man sich selbst etwas einreden, so sehr, dass man am Ende an die eigene Lüge glaubt?

Je mehr die Hirnforschung in Sachen Gedächtnis zutage bringt, umso deutlicher wird es, dass es sich in sehr unterschiedlichen Netzwerken organisiert und damit kein einheitliches Vermögen sein kann. Und so kommen wir in Kapitel 5 zu einer Gedächtnisform, die als ein Relikt aus vergangenen Tagen erscheinen muss. Es geht um Gefühle und die besondere Weise, wie sie uns im Gedächtnis bleiben. Wie kommt es, dass wir uns nur sehr schwer von negativen Erlebnissen lösen und Erinnerungen uns immer wieder einholen, die wir nur zu gern und ein für alle Mal verabschieden würden? Warum muss der Liebeskummer so tief empfunden werden? Wieso lassen uns traumatische Erfahrungen einfach nicht los? Dann gibt es aber natürlich auch Erinnerungen, die mit sehr positiven Erlebnissen zu tun haben, wie etwa Kindheitserinnerungen. Was machen diese Erinnerungen mit uns? Wie gelingt es ihnen, uns in die Stimmung längst vergangener Tage zurückzuversetzen? Wir begeben uns auf eine Zeitreise und folgen den Spuren des Schriftstellers Marcel Proust. Kann man Vergangenheit womöglich riechen?

Lernen im Schlaf und eine Zeitreise in das Land unserer Kindheit sind aber bestenfalls Nebenprodukte einer Gedächtnisforschung, die sich noch weit größeren Herausforderungen stellen muss. Jener Frage nämlich, wie sich unser Gedächtnis im Laufe unseres Lebens entwickelt und uns bis ins hohe Alter hinein begleitet. Dann zeigt sich am deutlichsten, wie stark wir im Alltag immer noch Klischees folgen und vollkommen unterschätzen, was unser Gedächtnis wirklich kann. Meinen wir doch sicher zu sein, dass unser Erinnerungsvermögen schwächer wird, sobald wir in das Alter kommen, in dem wir eine Lesebrille brauchen. Verlegen wir einmal den Schlüssel und suchen ihn eine Viertelstunde lang, sind wir sogleich alarmiert und fahnden im Internet nach einem verlässlichen Gedächtnistest. Haben wir einen Termin verschwitzt, fragen wir uns, wie lange es noch bis zur Verrentung ist. Und wenn uns eine Kollegin darauf anspricht, wie wir das Mittagessen in der Kantine fanden, sagen wir irgendetwas Durchschnittliches und sind innerlich unglaublich beschämt, weil wir schon nicht mehr genau wissen, was es eigentlich gab. Wir versuchen nun zu zeigen, dass diese vermeintlichen Versäumnisse und Gedächtnislücken nur Kleinigkeiten sind, die man am besten gar nicht ernst nimmt. Oder besser als Zeichen dafür wertet, dass unser Gedächtnis sich um Wichtigeres zu kümmern hat als um das richtige Schälchen für den Schlüssel, einen von zig Terminen oder die Qualität eines Mittagessens, das vermutlich so durchschnittlich war, dass es eben keine besondere Erinnerung verdient.

Um es auf eine These zu bringen: Das Gedächtnis passt sich unseren wahren Bedürfnissen an und ist dabei sehr effektiv. Werden wir älter und unsere Aufgaben womöglich anspruchsvoller, legt auch unser Gedächtnis das Hauptaugenmerk auf die Dinge, die jetzt zählen. Es sind dann die großen Zusammenhänge, die es zu bedenken und zu memorieren gilt.

Kapitel 6, in dem wir uns mit dem Altern beschäftigen, macht also Mut. Wie die Hirnforschung es heute darstellen kann, sind die nötigen Ressourcen vorhanden, und es gilt, etwas aus ihnen zu machen. Wir wollen zeigen, was es dazu alles braucht und dass die üblichen Ratgeber gern eine wesentliche Komponente in Sachen Gedächtnistraining übersehen: Man muss im Leben noch etwas vorhaben und etwas wirklich wollen. Ohne eine echte Motivation wird es schwer, noch einmal wirklich kreativ zu sein und voranzukommen.

In Kapitel 7 betreten wir Neuland, insofern, als dass die neurobiologische Hirnforschung eben erst auf dem Weg ist, sich eine neue Dimension der Gedächtnisforschung zu erschließen. Es geht dabei um das Thema *kollektives Gedächtnis*. Wir versuchen zu klären, was das eine individuelle Gedächtnis mit einem anderen individuellen Gedächtnis zu tun hat und ob sich nicht viele individuelle Gedächtnisse zusammen- oder auch kurzschließen lassen. Unsere persönlichen Erinnerungen wären dann Teil eines sie noch einmal umfassenden Netzwerkes, eines Supergedächtnisses, wenn man so will. Das Magische an dieser Vorstellung besteht in dem Umstand, dass wir womöglich Dinge wissen können, die wir uns zwar selbst nie aktiv angeeignet haben, die uns aber dennoch irgendwie präsent sind. Irgendwie kann jeder sagen, wer Rotkäppchen ist, auch wenn man das Märchen selbst niemals gelesen hat. Wir versuchen nachzuvollziehen, wie es dazu kommt.

Das Schlusskapitel des Buches behandelt die Frage, welch unglaubliches Zukunftspotenzial in den aktuellen Forschungen steckt und wie man sinnvoll damit umgehen kann. Es gibt Visionen, die unser Gedächtnis technisch verbessern und zuletzt auch ganz auf Maschinen übertragbar machen wollen. Die kühnsten Erwartungen diesbezüglich stammen aus der Feder US-amerikanischer Softwareentwickler und Schriftsteller. Sie sehen den menschlichen Geist schon in Gestalt von Robotern in das Universum ausschwärmen und die ganze Welt mit unserem Know-how und unserer Kultur beglücken. Bei uns ist man vorsichtiger und vor allem skeptischer. Man fürchtet, dass Gedächtnisroboter schon in Kürze damit beginnen könnten, ein Eigenleben zu führen. Und das wäre nicht unbedingt zu unserem Vorteil. Wir folgen dieser Gedankenspur und stellen eigene Überlegungen dazu an.

So viel zu dem, was die Leserin oder den Leser in diesem Buch inhaltlich erwartet. Dabei geht es uns nicht nur darum, den Stand der Forschung darzustellen, auch wenn die Einzelexperimente an sich schon spektakulär erscheinen. Wir wollen vor allem eine ganz neue Sichtweise auf das Gedächtnis eröffnen, auf seinen Charakter und seine Aufgabe. Wir behaupten nichts weniger, als dass unser Gedächtnis bislang falsch verstanden wurde, wenn man meint, es sei in erster Linie für die Vergangenheit zuständig, das heißt für die Speicherung von Daten und Inhalten. Dagegen gehen wir davon aus, dass unser Gedächtnis damit zu tun hat, unsere Zukunft zu planen und unser weiteres Vorgehen im Leben vorzubereiten. Seine Hauptaufgabe ist es demnach, das Gespeicherte nicht nur bereitzuhalten für einen späteren Abruf, sondern es zugleich und ständig von neuem zu bearbeiten und aufzubereiten. Das heißt in dem Zusammenhang, die Gedächtnisinhalte neu zu ordnen und auszurichten auf das, was nun als Aufgabe ansteht und für die weitere Lebensplanung wichtig ist.

So weit, so einfach – aber wir gehen noch einen Schritt weiter: Wir behaupten, das Gedächtnis ist nicht bloß ein Dienstleister, der passende Erinnerungen beisteuert zu Vorhaben, die wir uns ausdenken. Umgekehrt ist vielmehr davon auszugehen, dass die Organisation der Inhalte im Gedächtnis uns überhaupt erst auf den Weg bringt, Dinge zu wollen – Dinge, von denen wir anschließend annehmen, wir seien ganz spontan und wie von selbst darauf gekommen. Das Gedächtnis schafft durch seine Zuarbeit Grundlagen für Entscheidungen und legt dabei die einzelnen Punkte schon in einer bestimmten Art und Weise zurecht. Es experimentiert, welche Pfade zu gehen möglich sind und wo wir im Licht des Erlebten mit Schwierigkeiten oder Widerständen rechnen müssen. Wenn man so will, malt es das *i*, auf das wir dann noch den Punkt setzen müssen. Demselben Gedankengang kann man schließlich auch in umgekehrter Richtung folgen. Engt sich die Zukunftsperspektive unseres Lebens ein, etwa durch hohes Alter oder durch Krankheit, ändert sich auch die Vorgehensweise unseres Gedächtnisses. Es plant dann weniger für die bevorstehende Zukunft und schaut voraus, als dass es uns zurückblicken lässt auf das, was einstmals noch der Ausblick auf eine mögliche Zukunft war. Weniger abstrakt formuliert: Kindheitserinnerungen werden wichtig, das Erinnern eines Anfangs, aus dem sich alles Weitere in unserem Leben erst noch entwickeln sollte. Unser Gedächtnis versetzt uns zurück in eine Vergangenheit, in der uns die Welt noch offenstand.

Eine solche neue Sichtweise auf das Gedächtnis hat also damit zu tun, dass wir es grundsätzlich als zukunftsorientiert und kreativ ansehen, und dementsprechend müssen wir auch seinen Charakter neu bestimmen. Wobei es uns besonders bedenkenswert erscheint, dass die Kreativleistung unseres Gedächtnisses meistens unbemerkt bleibt, und wir nur mehr oder weniger staunend vor dem Ergebnis seines verborgenen Tuns stehen. Bei der Frage, welchen Titel unser Gedächtnis für sich beanspruchen darf, kommt uns die Philosophie zu Hilfe.

Vor mehr als 200 Jahren hat der Königsberger Philosoph Immanuel Kant einmal nachgefragt, was denn den Künstler zum Künstler macht. Und er kam auf die Idee, dass es ein ganz besonderer Geist sein muss, der ihn zu seinen Taten befähigt. Dieser Geist wirkt nämlich aus dem Hintergrund heraus. Sosehr sich jemand müht, der Künstler sein will, etwas Schönes hervorzubringen, sosehr er sich anstrengt und überlegt, wie es aussehen muss und welche Regeln es einzuhalten gilt, es wird ihm gerade durch solche Mühe nicht gelingen. Vielmehr hat er dann Aussicht auf Erfolg, wenn irgendeine gut verborgene Kraft oder Anlage in ihm die Arbeit der Komposition übernimmt und in einer glücklichen Stunde einfach vorstellt, wie es am Ende auszusehen hat. Jener Geist erscheint dem Menschen dann als »schützend« und »leitend«.[2]

Es ist also ein guter Geist, der den Menschen für Kant zum Original und Genie macht. Und im Grunde muss man nun nur noch verstehen, dass unser Gedächtnis wie jenes natürliche Talent inspirierend auf uns wirkt, ohne dass wir es jemals richtig bemerken und zur Kenntnis nehmen. Mit dem einzigen Unterschied, dass es nicht um ein Kunstwerk geht, sondern um unser Leben selbst. Das Gedächtnis erscheint als genial, weil es Lösungen hervorbringt, auf die wir auch nach reiflicher Überlegung nicht gekommen wären – und es meistens auch gut mit uns meint. Dort jedoch, wo es uns verlässt, fühlen wir uns auch von allen guten Geistern verlassen. Wenn das Gedächtnis also versagt, wie es bei Krankheiten wie Alzheimer oder Demenz geschieht, fällt das Leben am Ende einfach auseinander. Das sind die zwei Seiten, die ein geniales Vermögen eben an sich hat: Es stürzt uns in Abgründe, wenn es versagt, vor allem aber ist es hoch originell und lässt uns über uns hinauswachsen, solange alles gut geht.

Noch eine Überlegung zum Schluss. Wie wir gerade bemerkten, erscheint unser Gedächtnis als ein unglaublich diskreter Lebensbegleiter, der sich gerne hinter den Kulissen der Tagesgeschäfte aufhält und nur dann auffällig wird, wenn er seinen gewohnten Dienst versagt. Schon der heilige Augustinus bemerkte einmal zum Wesen der Zeit, das ja mit dem Wirken unseres Gedächtnisses eng zusammenhängt: »Solange mich niemand danach fragt, weiß ich es. Wenn ich es aber einem erklären will, der danach fragt, weiß ich es nicht.«[3] Und weil es so verborgen und schwer zu erklären ist, versucht man sich das Wirken unseres Gedächtnisses seit jeher an einem Modell klarzumachen. Schon in der Antike wurden technische Vorrichtungen und Apparate zum Vergleich herangezogen. So war Aristoteles der Erste, der vor mehr als zweitausend Jahren das Gedächtnis nach dem Modell eines Siegelringes erklärte, der Abdrücke auf einer Wachstafel hervorbringt. Bei sehr jungen Menschen – und bei alten Menschen wiederum – sei das Wachs so flüssig wie Wasser, und deshalb bleibe von der Prägung nichts erhalten. Bei den trägen Geistern gibt es nichts zu merken, weil das Wachs zu trocken ist.[4]

Später stellte man sich das Gedächtnis nach dem Vorbild von Palästen oder Bibliotheken vor, in denen das Wissen an bestimmten Orten abgelegt ist und somit wiedergefunden und verwaltet werden kann. Die Neuzeit entdeckte die Kameratechnik und dachte fortan an Bildspeicher, nach deren Muster man sich das Gedächtnis vorstellen musste. Noch die Italowestern der 1960er Jahre folgten dieser Idee: Ging es für einen Revolverhelden ans Sterben, wurde angenommen, sein ganzes Leben laufe wie im Zeitraffer noch einmal vor seinem geistigen Auge ab. Das Gedächtnis war jetzt nur noch in Cinemascope-Format denkbar. Das Kino war zugleich das letzte Angebot des 20. Jahrhunderts, die verborgenen Montagevorgänge zu erklären, mit deren Hilfe sich unsere Lebenserinnerungen zusammensetzen.

Verglichen mit dem World Wide Web, erscheint uns das Kino schon wieder von gestern, schließlich bestimmt das Internet unseren Alltag heute mehr als jede andere technische Einrichtung. Für unsere Erklärungszwecke hat das Vorteile. Anders als bei den früheren Anleihen an die zeitgenössische Technik kommen wir der Sache selbst jetzt nämlich ein entscheidendes Stück näher. Im menschlichen Kopf sind schließlich keine Wachstafeln und Siegelringe, keine Zimmerfluchten und Bibliotheksregale zu finden, und auch keine Spiegel und deren Reflexe, mit denen noch die Psychologie der 1960er Jahre modellhaft arbeitete. Dafür findet die Hirnforschung bei der Analyse der Hirnfunktionen aber durchaus Netze oder Vernetzungen vor. Die alte Vorstellung jedenfalls, wie sie seit dem frühen 19. Jahrhundert bestand und an bestimmten Orten im Gehirn den Sitz bestimmter Eigenschaften wie Charakter, Gefühle oder Intelligenz vermutete, hat ausgedient. Heute wissen wir, dass jede anspruchsvolle und komplexe Funktion nur durch ein weitverzweigtes Zusammenspiel verschiedener Hirnregionen zustande kommt. Nehmen wir also unsere neue Netzkultur zum Vorbild, brauchen wir schon keine Analogien im Sinne bloßer Bilder mehr zu bemühen, um uns zu erklären, was in unserem Kopf vorgeht. Die Netzstrukturen, wie sie heute von der Hirnforschung freigelegt werden, sind an sich gar nicht verschieden zu denken von den Vernetzungen, durch die sich eine weltumspannende Kommunikation inzwischen organisiert. Wir haben mit dem neuen Medium also wenigstens ein echtes Vergleichsmodell vor uns, das uns beim Verständnis hilft, und müssen nicht mehr mit Metaphern vorliebnehmen.

Die Analogie zum World Wide Web bringt uns auch in einer anderen Hinsicht noch weiter. Erleben wir doch, wie sich das Internet vor unseren Augen weiterentwickelt und mit der Zeit ganz neue Qualitäten hinzugewinnt. Am Anfang wurde es als ein reines Kommunikationsmedium gebraucht, Daten wurden ausgetauscht, wer angeschlossen war, konnte sie an seinem Terminal abspeichern und aufbewahren. Später kamen auch praktische Funktionen hinzu. Das dazugehörige Stichwort heißt Web 2.0, und seitdem wir davon sprechen, geht es im Netz auch emotional zu, wir bewerten und kommentieren, lassen uns erregen oder beruhigen, formulieren Einwände und versuchen, in wichtigen wie unwichtigen Dingen mitzudenken und mit zu beraten. Und heute ist auch bereits der Punkt gekommen, an dem sich uns noch ganz andere Aussichten auftun. Wenn sich eine Webkultur 4.0 (oder auch Industrie 4.0) einmal verwirklicht hat, werden viele Dinge auch ohne unser aufmerksames Mitdenken oder Zuraten vollzogen werden, von Netzwerken und Maschinen, die vieles von ganz allein bedenken und koordinieren können.

Man kann zu solchen Entwicklungen oder Aussichten kritisch stehen oder sie auch einfach für utopisch halten. Sie helfen unseren Erklärungszwecken aber insofern weiter, als dass man sich schon leichter vorstellen kann, wozu Netzwerke in unserem Gehirn alles fähig sind – und dass zu diesen Fähigkeiten nicht zuletzt gehört, Assistenzsysteme auszubilden, die uns im Leben wirklich weiterhelfen können.

Wir hoffen also, alles in allem viele gute Gründe an der Hand zu haben für unsere These: dass wir unser Gedächtnis vollkommen unterschätzen und seine Möglichkeiten unterbewerten, wenn wir es weiterhin nur nach dem Vorbild einer einfachen Datenablage betrachten. Und besser daran tun, wenn wir in unserem Gedächtnis einen vielseitigen und klugen Assistenten sehen, der uns bei der Planung alles Kommenden zur Hand geht. Erst wenn wir dieses Umdenken vollzogen haben, werden wir verstehen, wie unser Gedächtnis aus der Vergangenheit unsere Zukunft macht. Erst dann können wir ihm eine gute Portion Genialität zusprechen, die man ihm wegen seiner zurückhaltenden Art ansonsten niemals zutrauen würde.

KAPITEL 1

Die Gedächtnis-Revolution – oder: Wie unser Gedächtnis als Zukunftsplaner den Ereignissen immer schon voraus ist

Stellen Sie sich folgende wundersame Wendung vor: Sie füllen Ihren Kühlschrank mit allem Möglichen, Sie suchen sich ein Kochrezept und öffnen ihn wieder: Nun steht nicht mehr alles so darin, wie Sie es hineingestellt haben, sondern wohlgeordnet und griffbereit, alles passend für das Gericht, das Sie jetzt gleich kochen wollen. Oder nehmen wir an, Sie sind Rechtsanwalt und haben es mit einer dramatischen Wende in Ihrem Fall zu tun. Sie öffnen den Aktenschrank, in dem alle Dokumente und Indizien aufbewahrt sind, und es hat den Anschein, als seien Ihnen fleißige Heinzelmännchen zur Hand gegangen: Alles ist so umsortiert, dass es zur neuen Lage passt. Was zuvor als Dokument der Anklage einsortiert war, taucht nun als Beleg für die Verteidigung auf. Und selbst wenn Sie die einzelnen Blätter aus dem Ordner nehmen, merken Sie, auch hier hat sich etwas getan. Irgendjemand hat sogar die neue Wendung der Dinge bereits eingearbeitet und die fraglichen Abläufe und Inhalte im Licht der neuen Sachlage umgeschrieben. Alles passt in das neue Bild und kann jetzt nahtlos in das Plädoyer eingefügt werden.

So ungefähr müssen sich Neurobiologen gefühlt haben, als sie zum ersten Mal auch nur eine ungefähre Vorstellung bekamen von dem, was unser Gedächtnis in Wahrheit alles zustande bringt. Eigenartige, unerwartete und zuletzt auch wundersame Dinge tun sich da im Verborgenen, und jeder Forscher, der sich der Sache zuwendet, muss sich zuerst einmal vorkommen wie das Kind, das unbedingt wissen will, ob das Licht im Kühlschrank denn wirklich ausgeht, wenn man ihn zumacht. Und die Leidenschaft, mit der Neurobiologen an die Erforschung ihres Gegenstandes gehen, kann man vielleicht noch besser verstehen, wenn man eben nicht nur fragen muss, ob da in unserem Kopf noch Licht (oder besser: Aktivität) ist – beispielsweise, wenn wir schlafen oder vor uns hinträumen. Noch viel spannender wird es, wenn man wissen will, wer die fleißigen Heinzelmännchen sind, die uns so selbstlos und bereitwillig zur Hand gehen, und vor allem, was genau sie dabei alles tun.

Zugegeben, die Namen der Vorgänge und Verfahren, mit denen man versucht, sich einen Zugang zu den verborgenen Aktivitäten zu verschaffen, sind ziemlich nüchtern, manchmal klingen sie auch kryptisch: *Neurogenese*, *Optogenetik*, *Proteinsynthesehemmer*, aber sobald sie in Fachkreisen ausgesprochen werden, beginnen sogleich die Augen zu leuchten, selbst bei jenen, die lange genug dabei sind, um eigentlich schon alles erlebt zu haben. Zu schnell und zu rasant vollziehen sich heute die Fortschritte, und schon bei der Beschreibung der Verfahren finden sich Vokabeln, die sonst nur von Kunstkritikern verwendet werden. *Elegant* sei jene Form des Eingriffs, *anmutig* ein Hirnschnitt, der Nervenverbindungen mit der Hilfe fluoreszierender Fasern wie in einem modernen Kunstwerk zum Leuchten bringt; *fantastisch* oder sogar *spektakulär* ein Verfahren, das es ermöglicht, ganze Zellverbände im Kopf durch Meditation an- und auszuschalten.

Von solchen Experimenten wollen wir gleich im ersten Kapitel berichten. Und wir wollen versuchen, mit ihrer Hilfe auch einen ersten Fuß in die Tür zu bekommen, was die Eigenarten und Besonderheiten betrifft, mit denen unser Gedächtnis uns tagein tagaus zur Hand geht. So selbstverständlich es uns auch bislang immer erscheinen musste, dass unser Gedächtnis im Grunde nur eine Art Kühlbox ist, in der das Erlernte frisch gehalten wird, oder ein großer Aktenschrank, in dem (hoffentlich) nichts wegkommt, was die Forschung in den vergangenen Jahrzehnten ans Licht gebracht hat, lässt uns heute staunen und vor allem umdenken. Wir verstehen immer besser, dass unser Gedächtnis eine Art Eigenleben führt – auch wenn wir zuweilen schimpfen, wenn es uns einmal für einen Augenblick im Stich lässt, müssen wir in ihm doch einen großen Helfer erkennen. Und es ist schwer, die Rolle des Gedächtnisses in dieser Hinsicht zu überschätzen. Vermutlich wäre der Mensch nicht das, was er heute ist, wenn es uns nicht im Laufe der Evolution gelungen wäre, eine spezifisch menschliche Form des Behaltens und Erinnerns von Geschehnissen auszubilden. Es scheint vor allem die Flexibilität zu sein, die einen entscheidenden Schritt nach vorn bedeutete in der Menschheitsentwicklung. Gepaart mit einer Art von Klugheit, die unser Gedächtnis zur Grundlage von belastbaren Entscheidungen werden ließ. Mit der neuen Form, mit Geschehnissen umzugehen, sieht der Mensch sich jedenfalls in der Lage, nicht mehr nur den Ereignissen hinterherzulaufen, sondern ihnen immer schon einen Schritt voraus zu sein. Gedächtnis öffnet das Leben und erschließt ihm eine neue Dimension. Gedächtnis, wie wir heute nicht mehr umhin können festzustellen, wird zu einem großen Transformator, der aus der Vergangenheit unsere Zukunft macht.

Jene beiden Aspekte: einerseits die Flexibilität, also die immer mögliche Veränderung unserer Gedächtnisinhalte, und andererseits die Lebensklugheit, die solche Veränderungen motiviert, wollen wir auf verschiedenen Ebenen der Gedächtnisbildung durchspielen.

Wie wir bei jeder Erinnerung zugleich dazulernen

Wir beginnen dort, wo die Neurobiologie bislang ihre größten Erfolge erzielt hat, nämlich in der Erforschung der kleinsten Bausteine unseres Gedächtnisses. Das erste Experiment wird dementsprechend bei den molekularen Strukturen ansetzen, bei den einzelnen Zellen, ihren Verbindungen und den Umbaumaßnahmen, die nötig sind, um eine Erinnerungsspur zu legen. Und was wir nun vorstellen, mag zuerst einmal erscheinen wie ein Taschenspielertrick: Man steckt etwas in einen Behälter und holt es wieder hervor. Und muss dann erkennen, dass es nicht mehr dasselbe Ding ist, das man hineingesteckt hat. In Gedächtnisangelegenheiten darf man natürlich nicht mit Kaninchen rechnen, die an der Stelle von Tauben aus dem Zauberhut herauskommen, aber das Erstaunen im Vorher-Nachher-Vergleich muss deshalb nicht weniger groß sein. Staunen konnte man auch schon deshalb, weil die Forschungen um das Wiedererinnern von Inhalten im Grunde nur noch eine Formalie zu sein schienen. Man hatte lange Zeit damit verbracht, erst einmal zu verstehen, wie Informationen überhaupt in unser Gedächtnis kommen und dort in der Lage sind, Spuren zu hinterlassen. Dann hat man weitergefragt, wie sich solche Spuren verfestigen und wo sie gelagert werden. Und erst als man meinte, davon hinreichende Kenntnis zu haben, ging es noch darum, genauer hinzuschauen, was beim Wiedererinnern passiert.

Die erste Idee war natürlich, wir gehen einfach den Weg wieder zurück, den wir zuvor gegangen sind. Holen also aus den Lagerbeständen den fraglichen Inhalt und präsentieren ihn von neuem. Stellen ihn ins Zentrum unserer Aufmerksamkeit. Aber eben bei der *Reaktivierung* der Gedächtnisspur, wie man sagt, stellte sich heraus, dass die Dinge nicht so einfach liegen. Denn zuerst einmal wird offenbar das im Gedächtnis gelagerte Paket wieder aufgeschnürt. Aus einer zuvor *konsolidierten* oder auch *stabilen* Gedächtnisspur wird wieder eine labile. Das heißt nichts anderes, als dass diese Spur wiederum offen ist für Veränderungen, prinzipiell wenigstens. Dabei kann es also, muss aber nicht unbedingt zu inhaltlichen Veränderungen kommen. Jedoch: Was auch immer geschieht im Zuge der Wiedererinnerung, anschließend wird die veränderte Fassung abgespeichert, und nicht mehr die originale. Sie wurde bei der Neubetrachtung sozusagen überschrieben. Und jedes Mal, wenn wir uns an die vermeintlich selbe Szene oder den scheinbar selben Sachverhalt erinnern, haben wir es tatsächlich nur noch mit Kopien zu tun – Kopien, die sich im Laufe ihrer Fortschreibung durch Wiedererinnerung von der Originalfassung immer mehr unterscheiden können. Jede Neuvorlage bringt die Möglichkeit neuerlicher Veränderung mit sich, die letzte Version ist immer nur die letzte in der Folge einer Reihe vorangegangener Modifikationen.

Manche Romanschriftsteller benutzen für solche Vorgänge die Metapher einer Münze: Durch vieles Anfassen und In-die-Hand nehmen werden Erinnerungen demnach immer ungenauer, die ursprüngliche Prägung verschwindet mit der Zeit. Andere sehen denselben Vorgang nicht als ein Verlustgeschäft, bei ihnen sind Erinnerungen wie Gemälde, bei denen mit jeder Sitzung neue Linien und Farben mit hinzukommen mögen. Und dann kann man noch der Meinung sein, dass sich beide Sichtweisen nicht ausschließen müssen. Je weniger an originaler Prägung noch vorhanden ist, umso größer wird der Spielraum, Neues mit hineinzuarbeiten, hinzuzudichten. Wie wir im Laufe der folgenden Kapitel zeigen wollen, ist alles möglich: vom zunehmenden Vergessen, das sein Extrem in Krankheiten und Gedächtnisverlust findet, bis zur

Gedächtnis-Manipulation, die wiederum sogar zum Versuch einer willentlichen und wissentlichen Dokumentenfälschung führen kann – wie sie uns etwa bei Zeugenaussagen vor Gericht dann als unbegreifliche Selbsttäuschung erscheinen mag.

Von Zelle zu Zelle – wie überhaupt eine Verbindung entsteht

Nun zur Neurobiologie und den Experimenten. Man muss sich erst einmal klarmachen, dass so hochkomplexe Dinge wie das Lernen und das Erinnern zuletzt auf der Kombination sehr einfacher Vorgänge beruhen. Ganz am Anfang einer jeden Denkaktivität steht dabei die Verbindung einzelner Zellen. Sie haben Fortsätze, Ausleitungen und Zuleitungen, die weit verzweigt sein können. Eine Zelle ist mit bis zu 10 000 anderen Zellen verbunden. Für die Fortleitung von Signalen sind Fasern zuständig, die man nach dem griechischen Wort *axon* benannt hat, das heißt auf Deutsch Achse. Axone können sehr kurz sein, bei manchem Zelltyp im Gehirn aber auch Zentimeter lang werden. Die Zuleitungen heißen Dendriten, abgeleitet vom griechischen Wort *dendron*, das Baum bedeutet. Dendriten sind demnach baumförmig angeordnet und verästeln sich derart, dass man auf einen solchen Namen kommen kann. Die Feinheiten in der Beschreibung stellen wir für einen Augenblick zurück.

Die Verbindung zwischen zwei Zellen erfolgt über die Synapsen, von denen heute jeder schon einmal gehört hat. Auch ihr Name leitet sich aus dem Altgriechischen ab. An Synapsen (von *synhapto*) greift demnach etwas ineinander oder berührt sich. Anatomisch genauer beschrieben ist es ein Spalt, der sich zwischen dem Endknopf des Axons, also der Ausleitung aus der einen Zelle, und den Rezeptoren der Dendriten, also der aufnehmenden Zelle, befindet. Er ist nur rund 20 Nanometer breit, also 20 Millionstel Millimeter. Unter einem Lichtmikroskop sind Synapsen nicht zu erkennen, mithilfe von Elektronenmikroskopen kann man sie aber sichtbar machen.

Jetzt geht es zur Signalübertragung. Anfangs- und Endpunkt ist dabei immer elektrischer Natur. Was also in der einen Zelle generiert wird und in einer anderen Zelle ankommt, hat immer mit Spannungsunterschieden zu tun. Genauer gesagt handelt es sich um einen Spannungsabfall, der im Fachjargon *Depolarisation* genannt wird. Aus einer negativen Ladung (circa -70 Millivolt) wird eine zuerst weniger negative (etwa -50 Millivolt). Nähert sich die negative Ladung diesem Schwellenwert, kommt es zu einer Entladung, man sagt, die Zelle *feuert*. Bei der Übertragung eines solchen elektrischen Impulses gibt es aber nun zwei Möglichkeiten. Entweder wird das Feuern einer Zelle rein elektrisch weitergeleitet, oder aber die Weiterleitung erfolgt über chemische Prozesse. Dementsprechend gibt es auch zwei verschiedene Sorten von Synapsen.

Beginnen wir mit den elektrischen Synapsen. Sie kommen nicht so häufig vor im Gehirn. Man muss sich die Art und Weise, wie sie die aus- und zuleitenden Nervenfasern verbinden, ungefähr so vorstellen wie bei einem Flansch, mit dem man zwei Rohre verbindet. Im Fachenglisch nennt man eine solche Verbindung *gap junction*, was nicht mehr besagen will, als dass die Kanäle, die den elektrischen Impuls weiterleiten, unmittelbar aneinander anschließen. Wozu das gut ist, werden wir in diesem Kapitel noch sehen, wenn es um die Interneurone geht. Sie können nämlich auch über elektrische Synapsen kommunizieren.

Bei den chemischen Synapsen sind die Vorgänge komplizierter. Das elektrische Signal führt hier zu einer Ausschüttung eines chemischen Botenstoffes, der am anderen Ende des synaptischen Spalts wiederum eine elektrische Reaktion auslöst. Wie die Umwandlung von elektrischem Signal in eine chemische Reaktion und wiederum zurück ins Elektrische vonstatten geht, lässt sich in einem Satz leider nicht erklären. Nur so viel: Das elektrische Signal einer Zelle bewirkt, dass an deren Endknopf Kanäle geöffnet werden, und durch diese Kanäle strömen geladene Teilchen ein. Das hat zur Folge, dass in Bläschen (*Vesikel*) gespeicherte Botenstoffe (*Neurotransmitter*) ausgeschüttet werden. Sie füllen nun den synaptischen Spalt und docken wiederum an für sie gemachte Rezeptoren der nachgeschalteten Zelle an. Dadurch werden erneut Kanäle geöffnet, durch die geladene Teilchen in die nachgelagerte Zelle einströmen können. Ein Großteil der Zellen setzt den Botenstoff Glutamat frei und wirkt auf nachfolgende Nervenzellen erregend (*exzitatorisch*), 10 bis 20 Prozent nutzen dagegen den Botenstoff Gamma-Aminobuttersäure, abgekürzt GABA, und wirken hemmend (*inhibitorisch*) auf nachgeschaltete Neurone. Neben diesen beiden Neurotransmittern gibt es noch eine ganze Reihe sogenannter Neuromodulatoren, von denen in den Medien viel die Rede ist, etwa Serotonin, Dopamin oder Acetylcholin. Mit ihnen werden über das An- und Abschalten hinaus noch weitere Effekte erzielt. Sie können zum Beispiel bewirken, dass wir uns entspannt und zufrieden fühlen oder aber hochaktiv und euphorisch, oder sie steigern unsere Aufmerksamkeit.

Noch ein Wort zur Geschwindigkeit, in der diese chemische Weiterleitung durch den synaptischen Spalt hindurch stattfindet. Man stellt sich die Vorgänge vermutlich sehr gemächlich vor, wenn man bedenkt, was da alles ausströmt und einströmt und in welcher genau einzuhaltenden Reihenfolge das alles geschehen muss. Jedoch bewegen wir uns immer noch im Bereich von tausendstel Sekunden, was den Vollzug betrifft.

Was zusammen feuert, das verbindet sich

Jetzt haben wir auch schon alles beisammen, was wir brauchen, um zur Grundoperation eines jeden Lernens zu kommen. Der kanadische Psychologe Donald O. Hebb hat Mitte des 20. Jahrhunderts dazu eine passende Regel vorgeschlagen. Sie wurde auf folgende Formel gebracht: »*Cells that fire together wire together*«,[1] Zellen, die zusammen feuern, verdrahten sich. Lernen geschieht demnach durch eine Form von Assoziation. Werden unterschiedliche Nervenzellen zugleich angeregt und stehen sie auch noch miteinander in Verbindung, dann wird durch das gleichzeitige Feuern der Neurone diese Verbindung gestärkt.

Die Regel klingt erst einmal einfach und leicht nachvollziehbar. Sie hat damit zu tun, dass wir beim Lernen immer Verschiedenes miteinander verbinden und verknüpfen, was gleichzeitig auftritt: Merkmale mit einem Gegenstand, wie etwa bei geometrischen Figuren (rechte Winkel in Quadraten), oder auch Regen und nasse Straßen, Vokabeln mit einer bestimmten Aussprache, Bilder mit der Signatur eines besonderen Malers und so weiter, alles ist denkbar. Die Bildung solcher Assoziationen kann jetzt auf molekularer Ebene nachverfolgt werden. Dabei werden jene Synapsen verstärkt, die unsere Nervenzellen verbinden, insofern sie gleichzeitig feuern. Verschiedene Mechanismen kommen für eine solche Verstärkung infrage.[2] So kann zum Beispiel die Leitungsfähigkeit bereits vorhandener Kanäle verbessert werden. Das kann durch Phosphorylierung der Kanäle geschehen.[3] Des Weiteren werden innerhalb von Minuten neue Rezeptoren in die zu verstärkenden Synapsen eingebaut. Dabei wird zunächst auf einen Reservepool bereits vorhandener Rezeptoren zurückgegriffen.[4] Wenn nötig, werden Rezeptoren ganz neu gebildet, oder, wie man in der Fachsprache sagt, *de novo* synthetisiert. An manchen Synapsen kann auch eine größere Menge Neurotransmitter bereitgestellt werden.[5] Vieles ist im Spiel, oft auch mit Wechselwirkungen, die kompliziert sein können. Die Lernverbindung zwischen den Zellen kann aber auch dazu führen, dass nicht nur bestehende Synapsen verstärkt, sondern auch neue Synapsen gebildet werden.[6] Es gibt sogar die Möglichkeit, neue Zellen zu bilden – zumindest in der Region, die für unser Gedächtnis so wichtig ist, also im *Hippocampus*. Wir kommen im Kapitel über das Altern darauf zurück.

So weit sind die Dinge noch einigermaßen einfach zu verstehen. Lernen hat, zusammengefasst, damit zu tun, dass Dinge, die zusammengehören, auch als zusammengehörig wahrgenommen werden. Nicht mehr so einfach und selbstverständlich ist die Frage zu beantworten, wie es überhaupt dazu kommt, dass wir anfangen zu lernen, also den ersten Schritt zur Ausbildung von Gedächtnis machen. Vieles begegnet uns von morgens bis abends, was sich unserer Wahrnehmung als gleichzeitig oder zusammengehörig präsentiert, und dennoch sind wir weit davon entfernt, uns alles zu merken und dann im Gedächtnis zu behalten. Es wird ganz offenbar eine Auswahl getroffen, Lernen setzt erst ein, wenn ganz bestimmte Hürden genommen sind. Das geschieht beispielsweise dann, wenn sich uns Merkmale und Gegenstände einfach immer wieder auf die gleiche Weise präsentieren. So lernen wir etwa Gedichte auswendig, indem wir sie ständig wiederholen. Je öfter wir eine bestimmte Wortfolge durchlesen, umso größer ist die Chance, dass wir sie irgendwann fehlerfrei aufsagen können. Auf zellulärer Ebene gibt es dazu passende Mechanismen. Dabei geht es darum, dass nach genügend häufiger Wiederholung ein Schwellenwert überschritten wird, der den eigentlichen Lernmechanismus nach Donald Hebb erst in Gang setzt.

Ständige Wiederholung desselben Vorgangs ist aber nur eine Möglichkeit unter vielen weiteren, die den eigentlichen Lernprozess auslösen können. Ebenso kann es sein, dass emotionale Dinge ins Spiel kommen, wie Furcht oder Belohnung, auch Überraschung und eine neue Erfahrung können helfen. Was uns in solchen Augenblicken begegnet, prägt sich leichter und besser ein. So erinnern wir uns an Tage unverhofften Glücks oder einbrechenden Unglücks wesentlich besser als an Zeiten, in denen sich nichts Außergewöhnliches ereignet hat. Gehen wir wieder auf die zelluläre Ebene zurück, bedeutet das, dass nun verschiedene Zellen aus verschiedenen Hirnregionen und Netzwerken aktiv sind, um die entscheidende Hürde zum Lernen zu nehmen.

Die zwei Beispiele, die wir eben gewählt haben, lassen sich noch gut in ein Schema der Evolution einordnen – auch das Lernen bei Tieren wird nach einem vergleichbaren Auswahlverfahren eingeleitet. Was einem oft und immer wieder begegnet, scheint früher oder später bedeutsam zu werden, ebenso wie alles, was mit Furcht und Flucht oder Belohnung und Erleichterung des Lebens zu tun hat. Als Kulturwesen kennen wir jedoch auch noch andere Reize, die uns zum Lernen herausfordern. Dabei kann die eigene Biographie genauso eine Rolle spielen wie Fragen des Denkens und der Ästhetik und alles, was die Kulturgeschichte unserem Geist sonst noch an neuen Bewährungsfeldern erschlossen hat.

Vom Lernen nun weiter zum Erinnern. Bevor es tatsächlich zu einem Wiedererinnern kommt, sind auch noch einmal komplexe Vorgänge im Spiel. Dabei geht es um Fragen der Verwaltung. Dort, wo das Erlernte zuerst registriert wird, kann es nicht dauerhaft bleiben – zumindest der Großteil davon –, und das hat unter anderem mit Platzgründen zu tun. Mit der Großhirnrinde verfügt unser Gehirn über einen Massenspeicher, dessen Volumen auf ungefähr 2 Petabyte geschätzt wird. Das ist 2000 Mal mehr Speicherplatz als auf dem Computer zur Verfügung steht, mit dessen Hilfe gerade dieses Buch geschrieben wird. Und in diesen Speicher muss das Erlernte (mehrheitlich) transferiert oder überspielt werden. Wie das geschieht und vor allem wann, dazu sagen wir im folgenden Kapitel mehr, in dem wir uns mit Träumen und der Nachtarbeit unseres Gedächtnisses beschäftigen. An dieser Stelle sei nur ein grobes Ablaufschema vorausgeschickt.

Wichtig ist in dem Zusammenhang die Region des Hippocampus, die uns das ganze Buch hindurch begleiten wird. Dabei handelt es sich beim Menschen um zwei mehrere Zentimeter lange, gebogene Strukturen, die sich in der linken und rechten Hirnhälfte symmetrisch angeordnet befinden. Sie sind Teil des sogenannten *lymbischen Systems*. Wer davon schon einmal gehört hat, weiß vermutlich, dass dies der Teil unseres Gehirns ist, der evolutionär früher ausgebildet wurde als unser Großhirn. Seine Grundarchitektur teilen wir deshalb mit vielen Säugern. Dass hier lateinisch von *limbus* die Rede ist, hat mit der Form dieser Region zu tun. *Limbus* heißt so viel wie Rand oder Saum, gemeint ist damit eine ringförmige Struktur um bestimmte Kerne des Mittelhirns. Und da wir gerade noch bei den Namen sind, an die man sich erst einmal gewöhnen muss, auch gleich noch ein Wort zum Hippocampus. Auch das ist lateinisch (in der Wurzel altgriechisch) und heißt übersetzt Seepferdchen. Der menschliche Hippocampus gleicht in Größe und Form tatsächlich dem gleichnamigen Meerestier. Dennoch haben Kunsthistoriker inzwischen herausgefunden, dass es vermutlich stilisierte Darstellungen von Seepferdchen an antiken Brunnen waren, die zur Namensgebung in der Renaissance geführt haben.

Proteinsynthese an unerwarteter Stelle

Zurück zum Ablauf: Vom Hippocampus führt der Weg des erlernten Wissens zu den Speicherplätzen der Großhirnrinde. Bei der Wiedererinnerung wird die abgelegte Gedächtnisspur – oder wie wir sagen, das *Engramm* – erneut aktiviert. Inwiefern bei diesem Prozess der Hippocampus noch einmal ins Spiel kommt, ist nicht abschließend geklärt.[7]

Bei diesem letzten Schritt einer Wiedererinnerung geschehen nun die wundersamen Dinge, die wir am Anfang des Kapitels bereits angekündigt haben. Der Clou beim Wiedererinnern besteht nämlich darin, dass nicht einfach nur Inhalte abgerufen werden, und wir können es jetzt schon genauer sagen: bestimmte Konfigurationen oder Schemate[8] gemeinsam feuernder Nervenzellen wieder aktiv sind. Jene Inhalte oder Schemate werden im Zuge ihrer neuerlichen Vorstellung zugleich auch noch verändert oder umgebaut. Das heißt, bestimmte synaptische Verbindungen werden nochmals verstärkt oder aber, im Gegenteil dazu, schwächer gemacht. Beim Wiedererinnern geschehen also Umbauten, wie sie auch schon beim ersten Lernen im Spiel waren. Nur ist es nun ein Lernen, das man als eine Art Dazulernen ansehen muss. Schon bestehende Verbindungen werden noch einmal modifiziert, also in den Details nachgebessert und verändert. Und was dieser Veränderung zugrunde liegt, kann man der Einfachheit halber an dieser Stelle eine Art von Anpassung nennen. Angepasst wird die Erinnerung ganz offenbar an Eindrücke, die in der Zwischenzeit hinzugekommen sind oder uns sogar aktuell vor Augen stehen.

Auf diesem Weg wird also unser Wissen bei jedem neuerlichen Erinnern aktualisiert. Und bei jeder Aktualisierung finden demnach Umbaumaßnahmen statt, und für einen solchen Umbau müssen Zellbausteine – das sind in unserem Zusammenhang Proteine – gebildet und eingebaut werden.[9] Erforscht und nachgewiesen ist dieser Vorgang inzwischen bei den Rezeptoren, die für das Andocken der Botenstoffe zuständig sind. Eine *Proteinsynthese* findet demnach postsynaptisch statt und führt dazu, dass in der Empfängerzelle nun ein stärkeres elektrisches Signal entsteht. Proteinsynthese beim Wiedererinnern darf somit als ein Nachweis gelten, dass prinzipiell wenigstens nichts so bleibt, wie es war, wenn wir uns erinnern. Wir holen demnach nicht nur wieder hervor, was wir schon wissen, sondern lernen womöglich auch immer gleich noch etwas hinzu, was in der Erinnerung so zuvor noch nicht präsent sein muss.

Wenn ein solches Ergebnis auf dem Tisch liegt, scheint alles sonnenklar – wie aber, darf man sich fragen, ging es zu, dass man an so entlegener Stelle zu suchen begann, und vielleicht darf man sich noch mehr darüber wundern, wie jene unwahrscheinliche Idee überhaupt aufkam, was den Aggregatzustand unserer Erinnerungen betrifft: dass also unsere Erinnerungen keine festen Bestandteile unseres Gedächtnisses sind, sondern dessen flexibel angelegtes, beinahe flüssiges Medium.

Dem Vergessen auf der Spur

Wie so oft bei psychologischen und neurologischen Befunden stehen am Anfang meist pathologische Zusammenhänge, also Formen des Versagens oder der Erkrankung. In unserem Zusammenhang machte man sich Gedanken darüber, wie man Patienten helfen kann, die traumatische Ereignisse durchlebt haben und von der Erinnerung an diese unablässig heimgesucht werden. Wir sprechen heute von posttraumatischen Belastungsstörungen. Die Idee war, möglichst zu verhindern, dass die furchtbaren Erinnerungen ständig wiederkehren. Erfahrungen mit der Elektrokrampftherapie führten auf eine erste Spur. Im Volksmund ist sie auch als Elektroschocktherapie bekannt geworden. Nach einer vergleichsweise heftigen Stromzufuhr (im Vergleich jedenfalls zu den sehr geringen Spannungen und Stromstärken der Hirnströme) hatte man festgestellt, dass manche Erinnerungen aus einem bestimmten Zeitraum nicht mehr da waren. Was zuerst nur als unerwünschte Nebenwirkung auftrat, versuchte man sich anschließend therapeutisch zunutze zu machen. Man testete, was passiert, wenn Elektroschocks direkt nach dem Vorgang eines (unliebsamen) Erinnerns verabreicht werden, und man war erfolgreich. Erfolgreich in dem Sinn, dass diese Erinnerungen nicht behalten wurden, also keinen Eingang fanden in das Langzeitgedächtnis.

Später versuchte man, denselben Löschvorgang auf pharmakologischer Basis hervorzubringen. Man ging davon aus, wie wir es oben geschildert haben, dass es beim Wiedererinnern zu einer neuerlichen Proteinsynthese kommt, und nun galt es einfach, jene Synthese zu unterbinden. Die dazu passenden Versuche wurden an Ratten und Mäusen durchgeführt. Man trainierte sie so, dass sie eine bestimmte Aufgabe lösen konnten, also etwa lernten, dass an einer ganz bestimmten Stelle in einem Parcours Futter auf sie wartete. Dann wurde eine Substanz in den Hippocampus injiziert, die verhindert, dass sich Eiweißmoleküle (und damit auch neue Rezeptoren) in den Zellen bilden. Bei der Substanz handelte es sich um ein bakterielles Antibiotikum. Im Resultat der Versuche fand man die Hypothese bestätigt. Spritzte man das Antibiotikum direkt nach dem Lernvorgang, war der Lernerfolg deutlich geringer als sonst. Der Effekt hielt an, wenn man den Syntheseblocker bis zu sechs Stunden nach der Abrichtung zugab. Danach hatte die Substanz keine messbare Wirkung mehr.[10]

Allerdings muss man bei diesem Verfahren auch gleich ein Fragezeichen anbringen. Denn man kann nicht sicher sein, dass damit wirklich das bewiesen wird, was man beweisen wollte. Und das aus zwei Gründen: Substanzen wie das eingesetzte Antibiotikum können nicht einfach nur einigen wenigen Zellen verabreicht werden, sie breiten sich immer in einer ganzen Region aus und noch darüber hinaus. Und wenn sie dann aktiv werden, verhindern sie nicht nur die Proteinsynthese, um die es uns geht, also an den Rezeptorkanälen der nachgeschalteten Zelle, also der *Postsynapse*. Sie verhindern zugleich noch viele andere Formen von Zellauf- und -umbau.

Aber nicht nur deshalb war die Theorie um ein dazulernendes Wiedererinnern – in der Fachsprache ist die Rede von einer *Rekonsolidierung* – lange Zeit umstritten. Alternative Deutungen boten sich an, um denselben Effekt zu erklären. Man gestand etwa zu, dass eine Proteinsynthese stattfindet, wenn Inhalte erneut aufgerufen werden, bestritt aber zugleich, dass jene Synthese tatsächlich am aufgerufenen Inhalt der Erinnerung ansetzt. Könnte es doch sein, dass durch die nachgewiesene Synthese einfach ein neues Wissen hervorgebracht wird – also nicht das alte verbessert.

Eine andere Alternative geht davon aus, dass die Veränderungen nicht auf ein Dazulernen zurückzuführen sind, sondern im Gegenteil auf einen Löschvorgang. Anstatt dass weitere Striche hinzugefügt werden, werden einfach bestehende ausradiert. Und auch hierfür sei wiederum ein neuerliches Lernen verantwortlich zu machen, das dann *extinction learning* heißt.[11] Und schließlich kann man auch noch zugestehen, dass der Lernvorgang an ein und derselben Erinnerung ansetzt, dann aber bezweifeln, dass jenes Dazulernen im Moment der Wiedererinnerung stattfindet. Könnte es doch auch sein, dass er schon zuvor erfolgte. Klarerweise verschiebt eine solche Annahme das fragliche Problem nur zeitlich nach hinten. Man muss die Ursachen für einen dementsprechenden Umbau dann eben früher suchen.

Trotz all dieser Einwände und experimentellen Schwierigkeiten hält man die Theorie einer Rekonsolidierung für gut bestätigt.[12] Dazu beigetragen haben nicht zuletzt neue Verfahren, mit denen man Zellen manipulieren kann, die bei der Ausbildung von Gedächtnisinhalten aktiv werden müssen. Und von diesen werden wir im folgenden Abschnitt sprechen.

Erinnerung auf Knopfdruck

Wir kommen nun also zu ganz besonderen Experimenten und Methoden. Wenn man das erste Mal von ihnen hört, klingen sie so unwahrscheinlich, dass man nicht recht glauben mag, jemand habe es überhaupt versucht, und noch weniger, dass derartige Versuche am Ende auch noch von Erfolg gekrönt waren. Die Rede ist von einem Verfahren, das *Optogenetik* heißt, und die Forscher, die maßgeblich an der Entwicklung dieser revolutionären Technik beteiligt waren, erhielten den

Brain Prize 2013.[13] Pionierarbeit wurde von den Biophysikern Peter Hegemann und Ernst Bamberg geleistet. Bei der Optogenetik kombiniert man Techniken der Genmanipulation mit optischen Effekten. Zellen sollen genetisch so verändert werden, dass man sie mithilfe von Licht beeinflussen kann. Und das heißt, konkreter gesprochen, dass Zellen mit einem Schalter versehen werden, einem Lichtschalter, der jedoch nicht die Zelle zum Leuchten bringt, sondern eben nur an- oder ausschaltet, mithilfe von Licht. Bestimmte Zellen mit besonderen Funktionen können also ferngesteuert werden. Man kann sie nach Belieben aktivieren oder deaktivieren. Und selbst wenn wir uns mit wenig Fantasie der Sache nähern, ist von vornherein klar, wozu dieses Verfahren in jedem Falle schon einmal gut sein kann. Weiß man nicht genau, was ein bestimmter Zelltyp in der Praxis macht, oder wofür er ganz konkret zuständig ist, dann bringt man mithilfe von Optogenetik einen solchen Lichtschalter an und schaut einfach, was passiert.

Für unsere Zusammenhänge sei hier schon einmal vorausgeschickt, an welchem Punkt es in Sachen Gedächtnis zum ersten Mal interessant wurde. Dann nämlich, als es gelang, einzelne Gedächtnisinhalte einfach an- und wieder auszuschalten. Gerade noch weiß die Maus, auf welchem Weg sie zum Futter kommt, dann wird das Lichtsignal aktiviert, und nun weiß sie es nicht mehr. Dann kommt ein gegenteiliges Signal, und sie weiß es wieder. Bevor jetzt schon, vor aller weiteren Erläuterung der Einzelheiten, beim Leser Träume oder Hoffnungen aufkeimen, mit solchen Verfahren bei sich selbst manch unliebsame Erinnerung einfach auszuknipsen – man denke nur an seelische Qualen wie Liebeskummer, Eifersucht oder noch Schlimmeres –, muss leider zur Vorsicht gemahnt werden: Dafür ist es noch zu früh, so weit ist die Forschung noch lange nicht. Und doch, was ganz zuletzt, sozusagen unmittelbar vor

Redaktionsschluss dieses Buches noch an Literatur über weitere Forschungen publiziert wurde, lässt erwarten, dass vermutlich bald schon Dinge möglich sein werden, die unsere bisherigen Erwartungen weit übertreffen. Und dann war die Optogenetik am Ende nicht mehr als nur ein Zwischenschritt.

Aber der Reihe nach. Wie muss man es sich vorstellen, dass der Lichtschalter an die Zelle kommt? Und woraus besteht dieser Schalter? Fangen wir bei Letzterem an. Es gibt Zellen, die auf Licht reagieren, beim Menschen finden sich solche in der Netzhaut des Auges. Das ins Auge fallende Licht führt dazu, dass in bestimmten Zellen der Netzhaut chemische Reaktionen einsetzen und elektrische Signale ausgesandt werden. Lichtempfindliche Zellen gibt es auch bei anderen Lebewesen, und sie haben dort zusätzlich noch andere Aufgaben als die Optik, also das Sehen und Erkennen von Gegenständen. So können sie dazu da sein, Tag und Nacht zu unterscheiden oder dass sich ein Lebewesen zum Licht hin orientiert, etwa um Energie zu gewinnen. Die Zellen, die man für die Zwecke der Optogenetik heranzieht, stammen ursprünglich aus Algen und Bakterien. Warum gerade diese benutzt werden, hat technische Gründe. In der Fachsprache, das sei auch gleich noch hinzugefügt, nennt man derart lichtempfindliche Proteine *Opsine*. Die meiste Erfahrung hat man bislang mit dem Kanalrhodopsin gemacht, das auf blaues Licht reagiert. Mittlerweile gibt es aber eine ganze Reihe solcher Moleküle, die durch Licht anderer Wellenlängen aktiviert werden.[14] Man erreicht mit ihrer Hilfe, dass Zellen unterschiedlich lang ein- oder ausgeschaltet bleiben.

Nun zur Frage, wie der neue Lichtschalter an die gewünschte Zelle oder auch zum gewünschten Zelltyp kommt. Das geschieht durch ausgeklügelte Verfahren, die (unschädliche) Viren als Transportmittel von Geninformation zu bestimmten Zellen nutzen. Die Steuerung der Zellen geschieht mittels Glasfaserkabeln, die bis zur Zelle reichen, experimentiert wird auch mit LEDs, die implantiert werden. Und spätestens an dieser Stelle unserer Schilderung wird klar, warum die Optogenetik noch kein Verfahren sein kann, das geeignet ist, auch am Menschen Verwendung zu finden. Auch wenn die Signale durch Licht gegeben werden, ist doch noch eine Form von Verdrahtung im Spiel. Oder in der Fachsprache formuliert, die Verfahren sind *invasiv*, gehen also unter die Schädeldecke und mitten ins Gehirn.

Und in dem Moment, da wir dies sagen, liegen schon wieder neue Berichte vor, die mit Optogenetik bereits umgehen, ohne dass es noch irgendeine Form von Invasion und direkter, physischer Berührung geben muss. Es ist kürzlich gelungen, Zellen im Gehirn einer Maus durch Licht zu aktivieren, einfach dadurch, dass Licht von außen durch den Gehörgang und ihm angeschlossene Windungen zu den manipulierten Zellen geleitet wurde.[15]

Noch raffinierter werden die Verfahren, wenn nicht einmal mehr Licht benötigt wird, um genmanipulierte Zellen im Gehirn an- und abzuschalten. Man ist in der Zwischenzeit – und das heißt tatsächlich eben erst – in der Lage, denselben Effekt durch bestimmte Hirnfrequenzen hervorzubringen. Das heißt durch elektrische Stimulationen, die ganz besondere Muster aufweisen. Und nun kommt noch folgender Dreh hinzu: Jenes Verlaufsmuster der Hirnströme, das zum An- und Ausschalten bestimmter Hirnfunktionen führen kann, muss nicht etwa von außen dem Gehirn auferlegt und aufgespielt werden, sei dies invasiv oder nicht invasiv. Das Gehirn selbst kann es hervorbringen, beispielsweise dann, wenn es in einen ganz bestimmten Ruhemodus versetzt wird. Durch Meditation etwa lässt sich ein solcher Zustand herstellen. Man stelle sich also vor, dass durch eine bestimmte mentale Operation, also ohne dass irgendein Finger auch nur gekrümmt oder ein Schalter gedrückt wird, und damit nur mittels einer bestimmten Form von Konzentration, ganz bestimmte Hirnfunktionen aktiviert oder deaktiviert werden können.[16] Vermutlich hätten sich selbst die Drehbuchautoren von Agentenfilmen nicht träumen lassen, dass man je so weit kommen würde. Wir wagen an dieser Stelle auch noch gar nicht, uns auszumalen, was solche Möglichkeiten für die Zukunft bedeuten. Man kann sich vorstellen, dass man das Verfahren für therapeutische Zwecke einsetzt, es braucht aber auch nicht viel Vorstellungskraft, um an Möglichkeiten des Missbrauchs zu denken.

An dieser Stelle sind wir gedanklich schon in eine weite (und zugegebenermaßen auch schon wieder sehr nahe gerückte) Zukunft ausgeschweift, deshalb noch einmal kurz zusammengefasst: Denken wir an die Probleme mit den chemischen Eingriffen in die Hirnprozesse zurück, lässt sich festhalten, dass mit dem neuen Verfahren Geschwindigkeitsvorteile verbunden sind. Pharmakologische Substanzen brauchen eine gewisse Zeit, bis sie sich im Gewebe ausbreiten und zu wirken beginnen. Bei einem Feuerverhalten der Zellen, das in den Tausendstel-Sekundenbereich hineinreicht, bleibt notwendigerweise vieles im Dunkeln, wenn man es rein chemisch manipulieren möchte. Auch in Sachen Präzision ist das neue Verfahren dem vorangegangenen deutlich überlegen. Die injizierten chemischen Substanzen binden eben gerade nicht nur an jenen Zellen oder jenen bestimmten Zelltyp, den man untersuchen möchte, sondern an viele andere auch. Durch eine sehr spezielle Genmanipulation wird ein gezielter Zugriff jetzt aber möglich. Auch gegenüber einer elektrischen Stimulation von Zellen ergeben sich vergleichbare Vorteile, zumindest was das Zielen auf einzelne Zellen angeht, die sich irgendwo in einem Netzwerk verstreut befinden.

Über die Einzelheiten der Experimente und ihre Raffinesse gäbe es noch manches zu berichten. So freute man sich am Anfang überhaupt erst einmal über die Möglichkeit einer mentalen Fernsteuerung, ließ eine Maus auf Tastendruck nach links abbiegen und brachte sie so immer wieder vom geraden Weg ab. Dann kümmerte man sich um die Manipulation von Furchtempfinden. Heute ist man dabei zu untersuchen, wie einzelne Gedächtnisinhalte manipuliert werden können oder überhaupt wie aus dem Nichts entstehen. Es ist in dem Zusammenhang schon gelungen, Angstvorstellungen übertragbar zu machen. Hatte ein Versuchstier in einem bestimmten Versuchsaufbau Angst empfunden, zeigte es dieselbe Angst auch in anderer Umgebung – die ihm zuvor noch vollkommen harmlos erschien. Mit der Hilfe von Optogenetik wurden die Furcht auslösenden Momente einfach erweitert.[17] Und mit demselben Verfahren konnten schließlich auch Ängste hervorgerufen werden, die zuvor noch gar keinen Anhaltspunkt hatten, das heißt vollkommen künstlich erzeugt wurden.[18]

Dirigenten im Gehirn

Wir wollen bei unseren Überlegungen aber nun einen Sprung machen, denn es geht in diesem Kapitel darum, dass wir uns einen ersten Gesamteindruck von unserer Gedächtnisarbeit verschaffen. Auf der elementaren Ebene haben wir gesehen, dass unser Gedächtnis bereits viel beweglicher ist, als man es gemeinhin annehmen mag. Auf einer höheren Ebene ist jetzt weiter zu fragen, wie mit dieser Dynamik umzugehen ist.

Wenn die Bausteine also grundsätzlich veränderlich sind und verschoben werden können, wie werden sie dann aufeinander abgestimmt? Wie werden Überschneidungen vermieden? Wie werden Inhalte überhaupt untereinander organisiert?

Wir sind mit unseren Betrachtungen damit auf einer mittleren Leitungsebene angekommen. Verhandelt wird dort eine Form von Management, die man im englischen Fachjargon *game control* nennt. Das trifft es ganz gut, denn nun geht es darum, dass sich mehrere Wissensinhalte nicht gegenseitig in die Quere kommen dürfen und also zusammenspielen können. Dazu braucht es eben eine Spielkontrolle.

Weil dies alles noch sehr abstrakt und irgendwie auch verwaltungstechnisch klingt, beginnen wir gleich mit einem Versuch. Die meisten der Leser, die schon mit Philosophie oder auch Gestaltpsychologie in Berührung gekommen sind, werden die folgende Abbildung vermutlich kennen. Ludwig Wittgenstein hat es jedenfalls schon einmal geschafft, aus dem »Hasen-Entenkopf« einen Beleg für eine ganze Weltanschauung zu machen. Betrachten wir aber zuerst einmal nur die Figur:

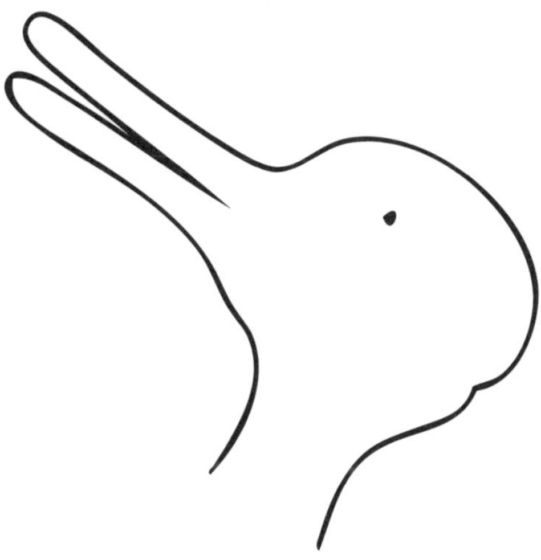

Was sehen Sie? Schaut man die Figur auf die eine Art und Weise an, sieht man einen Entenkopf, dessen Schnabel nach links zeigt. Schaut man dieselbe Figur aber auf eine andere Weise an, ist es ein Hasenkopf, dessen Löffel nach links, der Mund nach rechts zeigt. So weit ist das noch nicht wirklich spektakulär, auch in Figuren, die auf weniger eindeutige Weise zweideutig sind, kann man zuerst einmal das eine und später etwas anderes sehen. Jetzt kommt aber die eigentliche Aufgabe, die auch schon Psychologen und Philosophen Kopfzerbrechen bereitet hat. Versuchen Sie einmal, beides zugleich zu sehen, also im selben Augenblick in der Figur einen Hasenkopf und zugleich einen Entenkopf. Sie werden bemerken, sosehr man sich auch anstrengt, beide Aspekte zugleich präsent zu halten vor dem sehenden wie dem geistigen Auge, es gelingt nicht. Entweder sieht man den Hasen oder die Ente. Selbst wenn das Bild in ganz kurzen Abständen kippt, seine Deutung also umschlägt, kommen wir doch nie so weit, dass wir sowohl Hase als auch Ente in ihm erkennen können. Sogar an dem Punkt, an dem wir in beiden Deutungen dasselbe sehen, nämlich ein Auge, können wir doch nicht umhin, es einmal als ein Hasenauge, das andere Mal als ein Entenauge anzusehen.

Fragen wir jetzt, warum das so ist und offenbar auch so sein muss, sind wir schon mitten im Prozess einer Spielkontrolle angekommen. Unsere Unfähigkeit, sich beide Aspekte des Bildes zugleich zu vergegenwärtigen, hat nämlich mit der besonderen Arbeitsweise unserer Wahrnehmung zu tun, also der Frage, was wir im Sinn behalten, wenn wir etwas wahrnehmen oder lernen. In unserem Fall gehen wir erst einmal nur dem nach, was wir gerade gelernt haben. Wir haben es demnach mit einem Seheindruck zu tun – ein Gegenstand ist zu sehen, der durch seine Form erkennbar sein soll. Die Verteilung der schwarzen Punkte bildet ein bestimmtes Schema oder Engramm aus, insofern es sich in unser Gedächtnis schon eingeschrieben hat.

Jetzt wird es schwieriger, denn dieselbe Punkteverteilung oder auch schematische Linienführung kann mit zwei schon bestehenden Schematisierungen in Verbindung gebracht werden. Zum einen mit der Vorstellung von einem Hasenkopf, zum anderen mit jener eines Entenkopfes. Wenn wir uns das bildlich vorstellen wollen, müssen wir nur die Linien verlängern, die an den dargestellten Kopf anschließen. Male ich mir aus, dass es ein Hasenkörper ist, der unter dem Kopf zu sehen sein würde, ist es ein Hase, bei einem Entenkörper eine Ente. Schemate oder Engramme, die umfangreicher sind und also bereits mehr Punkte umfassen als nur die gerade sichtbaren Linien, machen das Bild also eindeutig. Ich muss zu diesem Zweck noch etwas hinzusehen, wenigstens virtuell, und das ist dann das ganze Bild eines Hasen oder einer Ente.

Eine echte Schwierigkeit in der Wahrnehmung und Deutung gibt es aber bis zu diesem Punkt immer noch nicht, denn, wie eben schon angedeutet, passiert es uns ja ständig, dass wir uns verschiedene Aspekte oder auch Details eines gegebenen Eindrucks erst mit der Zeit erschließen. Denken wir nur einmal an berühmte Gemälde wie die Mona Lisa, bei der sich vieles erst beim zweiten oder dritten Hinsehen erschließt. Überhaupt fällt es uns nicht negativ auf, wenn unser Verständnis der Dinge zunimmt, je länger wir sie ansehen und sie uns vornehmen. Wir arbeiten einfach Schicht für Schicht der Ansichten ab und uns in die Einzelheiten ein. Für jeden zu erschließenden Zusammenhang gibt es dann einen Schlüsselreiz, der eine bestimmte schematische Deutung ins Spiel bringt.

Interessant und zugleich verwirrend wird es erst dann, wie in unserem Hasen-Entenkopf-Beispiel, wenn es dieselben

Schlüsselreize sind, die Grundlage für eine deutende Schematisierung sein müssen. Materiell gesehen wenigstens sind es dieselben Punkte und Linien, derselbe Verlauf und dieselben Krümmungen und Biegungen, die in uns zwei ganz unterschiedliche Deutungen auslösen. Wir können also nicht sagen: Schauen wir auf die Farben, denken wir an einen Hasen, schauen wir auf die Linien, ist es eine Ente. Und wenn also die Schlüsselreize dieselben sein müssen, die zu vollkommen unterschiedlichen Deutungen führen, dann können wir aus dem Experiment etwas Entscheidendes lernen, nämlich, dass in einem Augenblick immer nur eine ganz bestimmte Form der Schematisierung möglich ist und eine andere, konkurrierende, zu genau derselben Zeit zumindest ausgeschlossen werden muss. Zu einem anderen Zeitpunkt kann sich dann eine andere Vorstellung behaupten, aber auch dann eben wieder nur auf Kosten aller anderen. Entweder Hase oder Ente, aber niemals beides zugleich. Das Wissenschaftsenglisch borgt sich für diesen Effekt einen Ausdruck aus der Sprache des Pokerspiels: »*Winner takes all*«, wer gewinnt, bekommt alles – und alles, das ist in unserem Fall die Aufmerksamkeit, die ausschließlich nur für eine Hinsicht auf die Dinge ausreicht und keinen Platz mehr lässt für alternative oder auch nur ergänzende Hinsichten.

Was verkraftet unser Arbeitsgedächtnis?

Bleibt die Frage, wie lange der Fokus auf genau einer Vorstellung mindestens bleiben muss, bevor das Bild kippen kann. Im Grunde könnte man einfach versuchen, es zu Hause auszutesten, aber es sei gleich vorweggenommen, dass wir unsere Finger gar nicht schnell genug bewegen können, um die

Zeit zu stoppen. Deshalb greifen wir besser gleich auf die Forschungsergebnisse zurück, die der Hirnforscher Wolf Singer in dem Zusammenhang vorgelegt hat. Singer kümmert sich vor allem um die elektrischen (genauer gesagt: elektrophysiologischen) Vorgänge bei der Wissensbildung, und dabei besonders um *Bindungsprobleme*. Es geht darum, wie verschiedene Merkmale, auf die Zellen als Detektoren anspringen, zu einem kohärenten Eindruck zusammengesetzt werden, zum Beispiel Farbe, Form und Bewegung. Rot, rund, ruhend: Luftballon. Wie es zum *binding* kommt, wie man es im Fachenglisch nennt, ist also die eigentliche Frage, die es für unser Aufmerksamkeitsproblem zu lösen gilt, und Singer schlägt dafür eine plausible Lösung vor.

Er hat herausgefunden (nicht ganz alleine, aber federführend mit Kollegen), dass ein Zusammennehmen verschiedener Merkmal-Inputs zu einem übergeordneten Schema mit der zeitlichen Abfolge und besonderen Taktung unserer Wahrnehmungsverarbeitung zusammenhängt. Diese führt im Gehirn zur Ausbildung rhythmischer Aktivitäten. Deren Frequenzen kann man als Hirnströme im *Elektroenzephalogramm* (EEG) messen, deutlicher zeigen sie sich bei Messungen, die man durch Elektroden direkt im Gehirn vornimmt. Singer hat die Schwingungsverläufe vor allem in der Sehrinde untersucht, also dort, wo unsere visuellen Eindrücke verarbeitet werden.[19] Eine Frequenz von 40 Hertz (das sind 40 Schwingungen pro Sekunde) erweist sich dabei als besonders wichtig.[20] Auch im Hippocampus kommt diese Frequenz vor, gepaart oder besser eingebettet in eine andere. Wir sind bei Letzterer im Bereich von Oszillationen zwischen 4 und 10 Hertz, die man im sogenannten Theta-Wellen-Bereich ansetzt. Bei Nagern tritt eine solche Hirnaktivität im Theta-Bereich auf, wenn das Tier aufmerksam ein Gelände inspiziert oder auch exploriert, wie man es in experimentellen Zusammenhängen noch etwas genauer formuliert.[21]

Zweierlei erschließt sich uns durch die Messung der Frequenzen. Wegen der Bindung der verschiedenen Merkmals-Detektoren bei einer Frequenz von 40 Hertz ist klar, dass es mehr als zwei hundertstel Sekunden braucht, damit eine zusammenhängende Vorstellung entstehen kann. Aus der Einbettung der Frequenz von 40 Hertz in eine Frequenz aus dem Theta-Bereich (also 4 bis 10 Hertz) ergibt sich weiter, dass nur eine ganz bestimmte Anzahl von Bindungsvorgängen auf einmal stattfinden kann. Rechnen wir, kommen wir auf 4 bis 10 Informationen, die gleichzeitig bearbeitet werden können. Da die auftretenden Frequenzen jedoch nicht den ganzen Theta-Bereich abbilden, kommen wir in Wahrheit nur auf 5 bis 9 Informationseinheiten.

Was für den Augenblick nur als eine rechnerisch abstrakte Einheit erscheint, kann jedoch im Zusammenhang unseres Alltags und des Lernens gar nicht überschätzt werden. Denn mit dem Frequenzquotienten, der bei ungefähr 7 liegt, ist auch die Anzahl der Gegenstände benannt, die in das Arbeitsgedächtnis aufgenommen werden können.[22] Der Leser kann es auch gleich selbst austesten. Mehr als 5 bis 9 verschiedene Informationseinheiten sind wir nicht in der Lage, gleichzeitig aufzunehmen und zu verarbeiten. Legen Sie Ihrem Partner ein Blatt Papier vor mit Bildern, Wörtern und Formeln – nur einen kurzen Moment – und fragen ihn gleich danach, was er davon behalten hat. Je nach Tagesform und Komplexität der Informationen – und leider auch in Abhängigkeit vom Lebensalter, denn die Fähigkeit lässt mit der Zeit nach – sind es eben besagte 5 bis 9 Einträge.

Von einer solchen Begrenzung wissen wir jedoch nicht erst, seitdem die Hirnforschung Einsichten in die geschilderten Frequenzverläufe gewonnen hat. Sie wurde schon zuvor von Psychologen in vielen empirischen Tests ermittelt. George Armitage Miller hatte bereits vor fast 60 Jahren die »Sieben, plus minus zwei« als eine »magische Zahl« vorgestellt.[23] Magisch deshalb, weil wir es trotz größter Anstrengung nicht vermögen, in einem Augenblick mehr Informationseinheiten im Kopf zu behalten. Und wie wir jetzt wissen, aus Gründen, die vergleichbar sind und miteinander zusammenhängen. Die Miller'sche Zahl, wie die Formel 7 +/–2 heute genannt wird, ist für unsere Lernvorgänge ungefähr das, was die Lichtgeschwindigkeit im Kosmos ist: ein absolutes Tempolimit. Schneller können wir Dinge nicht aufnehmen. Und manche Science-Fiction versucht genau diese Grenze zu überwinden, wie schon das Raumschiff Enterprise mithilfe des Wharp-Antriebs schneller flog, als es die von Albert Einstein entdeckte Tempobegrenzung erlaubt. So verfügte auch schon Dr. Spock – nicht zuletzt dank seiner halb vulkanischen Herkunft – über die Fähigkeit, sich das gesamte Gedächtnis eines Menschen durch einfaches Fingerauflegen an den Schläfen herunterzuladen. Beneidenswert, wenn man bedenkt, wie viel Zeit es uns allein kostet, dicke Bücher anderer Menschen zu lesen.

Als Miller die Begrenztheit unseres Fassungsvermögens austestete, sprach er in dem Zusammenhang noch von den Leistungen unseres Kurzzeitgedächtnisses. Mittlerweile formuliert man etwas genauer, wenn man von einem Arbeitsgedächtnis ausgeht. Die Sieben-plus-minus-zwei-Formel ergibt sich schließlich nicht aus dem Umstand, dass es uns schwerfällt, Dinge abzuspeichern, sondern, bevor es überhaupt dazu kommen kann, sie gleichzeitig zu bearbeiten. Ganz genau genommen handelt es sich also beim Arbeitsgedächtnis um gar kein Gedächtnis, oder doch nur in dem eher laxen Sinn, dass man Dinge eben gleichzeitig im Kopf behalten muss – und dies nur im genannten Umfang tatsächlich kann.

Interneurone in lokalen Netzwerken als Taktgeber

Zurück zur Hirnzellenforschung, denn jetzt ist zu fragen, wer und was genau für das Zeitmanagement verantwortlich ist, das unserem Arbeitsgedächtnis zugrunde liegt. Die Entdeckung der Funktionsweise von Kippbildern und der Miller'schen Zahl liegt ja schon etwas zurück, und man möchte doch gerne erfahren, was mit den Möglichkeiten der neuen Verfahren an Einsichten nun noch hinzukommt. Wie die Überschrift schon verrät, sind wir auf der Suche nach Taktgebern. Und es sei vorausgeschickt, dass man vor rund zehn Jahren noch nicht so weit war, Ergebnisse zu präsentieren, wie wir sie nun an dieser Stelle geben können. Wie wichtig die dazugehörigen Forschungen sind, zeigt sich nicht zuletzt auch in klinischem Zusammenhang. Es ist davon auszugehen, dass Störungen, die mit unseren Taktgebern zu tun haben, zu schwerwiegenden Erkrankungen wie Epilepsie, Autismus und Schizophrenie führen.

Um geeignete Kandidaten für die besondere Taktung unserer Spielkontrolle zu finden, hat man in den Regionen nachgeschaut, in denen wichtige Prozesse zur Gedächtnisbildung ablaufen. Das ist, wie wir bereits wissen, der Hippocampus, und wir erweitern jetzt die Hinsicht noch weiter auf daran angrenzende Regionen. Darunter fällt auch der *entorhinale Kortex*, der mit nahezu allen Regionen der Großhirnrinde verbunden ist. In ihm laufen Eingaben von den Sinneswahrnehmungen zusammen und werden dabei vorsortiert und -geordnet, um anschließend in bestimmten Regionen des Hippocampus zur Gedächtnisbildung beizutragen.

Für unsere Frage nach einer Taktung der Verarbeitungsvorgänge hat man eine besondere Sorte von Nervenzellen identifiziert, die *Interneurone* heißen. Eines ihrer Kennzeichen ist es, dass ihre Axone nicht über die lokalen Netzwerke, die sie koordinieren, hinausgehen. Dort kommt auf 5 bis 10 Zellen im Durschnitt ein Interneuron. Der Mechanismus, den man für eine hochpräzise Taktung von Netzwerken ansetzen muss, ist kompliziert. Wir nennen nur einige wenige Merkmale, die damit in Zusammenhang stehen. Zuerst einmal haben wir es mit Neuronen zu tun, die auf andere Zellen hemmend wirken und also, wie wir schon wissen, an ihren Synapsen mit dem Neurotransmitter GABA arbeiten. Dann verfügen manche ihrer eigenen Synapsen auch noch über Rezeptoren, die in der Lage sind, schneller anzusprechen. Wer sich für die genaueren Zusammenhänge interessiert: Es geht um veränderte Verschlusszeiten und eine insgesamt schnellere *Kanalkinetik* – damit ist die Geschwindigkeit gemeint, mit der auf Signale reagiert werden kann. Die Vorgänge sind komplex, deshalb belassen wir es an dieser Stelle dabei. Schließlich zeigen die Interneurone aber auch noch eine weitere Besonderheit. Sie verfügen nämlich nicht nur über chemische, sondern auch über elektrische Synapsen. Wir hatten die Existenz dieser Sorte schon am Anfang erwähnt, als es um die sogenannten *gap junctions* ging. Ein Vorteil, der sich mit ihnen verbindet, ist wiederum eine schnellere Weiterleitung von Signalen als bei chemischen Synapsen. Langer Rede kurzer Sinn: Ein ganzes Bündel von Eigenheiten macht es möglich, dass die gewünschte Synchronisation der lokalen Netzwerke am Ende tatsächlich gelingt. Interneurone, die koordiniert auftreten und hemmend wirken, treten in Wechselwirkung mit erregenden Zellen.[24] Man kann sich das als eine Art Pingpongeffekt vorstellen, aus dem sich schließlich die Frequenzen ergeben, von denen gerade die Rede war. Stört man gezielt bestimmte Funktionen der Interneurone – indem man zum Beispiel *gap junctions* genetisch ausschaltet –, führt das zu Störungen: Die Aktivität der Netzwerke wird in bestimmten Frequenzbereichen nicht mehr richtig koordiniert und synchronisiert, und wenn das geschieht, ist zu beobachten, dass das Kurzzeitgedächtnis eingeschränkt ist.[25]

Wie Superdirigenten für ein Zusammenspiel zwischen unterschiedlichen Einsätzen sorgen

Bis zu diesem Punkt bewegen wir uns auf gesichertem Terrain, was die Forschungslage angeht. Wir haben ein Phänomen, das wir alle kennen und nachvollziehen können – das Nadelöhr in unserem Arbeitsgedächtnis –, und wir haben eine Erklärung, wie wir uns die zugrunde liegenden Bindungsvorgänge und ihre zeitliche Abfolge denken müssen. Die Interneurone fungieren als Taktgeber und Organisatoren, sie schaffen es mittels Oszillationen, die richtigen Zellen zum richtigen Zeitpunkt (in einem Fenster von hundertstel Sekunden) zum gleichzeitigen Feuern zu bringen. Tun sie dies, kann eine bestimmte Netzwerkverbindung entstehen, die Basis zur Bildung einer bleibenden Gedächtnisspur ist gelegt.

Wir wollen aber in diesem ersten Kapitel auch noch über die Alltagsverhältnisse unseres Gedächtnisses hinausschauen und einen ersten Ausblick auf Lebensfragen bekommen. Dazu möchten wir nun Einsichten vorstellen, die noch sehr jung sind, und Aussichten, die wir probeweise damit verknüpfen. Eine Entdeckung, die vor zwei Jahren meiner (H.M.)

Forschergruppe gelungen ist, soll uns als Ausgangspunkt der Überlegungen dienen.[26]

Noch einmal geht es um Interneurone und um solche, die mit der Arbeit des Hippocampus und des entorhinalen Kortexes zu tun haben. Folgende Grundüberlegung stand am Anfang: Interneurone kann man als eine Art Dirigenten ansehen. Dirigenten sind sie nämlich zumindest in der Hinsicht, dass sie den Takt vorgeben. Das Bild ist zugegebenermaßen ein klein wenig schief, wenn man den Interneuronen auch noch mehr zutrauen will als nur der Halter des neuronalen Taktstockes zu sein. Es ist aber klar, dass auf dieser zellulären Ebene noch keine Rede davon sein kann, dass irgendeine Art von Partitur oder auch nur Plan vorläge, die von den Dirigentenzellen eingesehen würden und im Zusammenspiel der Pyramidenzellen umgesetzt werden sollten. Also bitte die Metapher nicht missverstehen, es geht, nochmals betont, nur um eine zeitliche Koordination.

Über kurz oder lang kam man in der Forschung nicht umhin zu fragen: Wer dirigiert die Dirigenten? Die Taktung lokaler Netzwerke ist dann das eine, das andere aber die Frage, wie die Netzwerke noch einmal untereinander zusammenspielen und zeitlich koordiniert werden.

Man konnte nicht wirklich damit rechnen, dass es wiederum hemmende Neurone sind, die noch einmal – und sozusagen auf einem höheren Niveau der Steuerung – die Arbeit jener Interneurone koordinieren, die auf lokaler Ebene für den richtigen Takt sorgen. Galt es doch als ausgemacht, wie wir es schon angesprochen haben, dass die Wirkung von Interneuronen lokal begrenzt ist. Um eine Taktung der Interneurone in lokalen Netzwerken – die ihrerseits weit auseinander liegen – zu erreichen, bräuchte es aber viel längere Verbindungen (im Fachenglisch: *long range*). Bei Versuchen, die auch auf optogenetische Verfahren zurückgreifen, stellte sich in der Tat heraus, dass es unter den Dirigenten doch einige gibt, die mit langen Axonen ausgestattet sind, das heißt, sie *projizieren* über ganze Hirnareale hinweg.[27] Solche *Longrange*-Verbindungen kennt man von erregenden Zellen, auch *Projektionsneurone* genannt, die Informationen von dem einen Ende des Hirns zum anderen weiterleiten. Unsere neu entdeckten Zellen wirken aber eben hemmend auf die nachgeschalteten Nervenzellen. Anders als die lokal wirkenden Interneurone steuern sie jedoch nicht mehr umliegende Pyramidenzellen, sondern weit entfernt liegende Interneurone. Sie steuern also taktmäßig jene Neurone, die in lokalen Netzwerken selbst den Takt vorgeben.

Nun zur Aussicht. Manches ist denkbar, was die Funktion der neu entdeckten Superdirigenten angeht. Viele unterschiedliche Netzwerke müssen schließlich im Gehirn miteinander synchronisiert werden: Wahrnehmung und Motorik, Denken und Fühlen, Vorstellen und Erinnern und so weiter und so fort. Da wir in diesem Kapitel aber auch schon nach Auswirkungen auf unser Leben als ein Ganzes suchen, wagen wir hier eine Vermutung. Die weit projizierenden Taktgeber scheinen ein guter Kandidat dafür zu sein, sich zuletzt auch um die Abstimmung unserer verschiedenen Vermögen und Talente zu kümmern. Eine solche Abstimmung braucht es, um unsere Leistungen und Begabungen auf verschiedenen Gebieten in eine Form von Gleichgewicht zu bringen. Ist dieses Gleichgewicht gestört, kommt es zu Erkrankungen wie dem Autismus. Es wird dann womöglich eine bestimmte Fähigkeit über das Normalmaß gefördert, oft sogar weit darüber hinaus. Jene Förderung geschieht aber um den Preis, dass andere Begabungen nicht in gleichem Maß zum Zug kommen können und oft die Abstimmung zwischen verschiedenen Fähigkeiten und ihrer Ausübung schwierig wird. Auch fällt es dem Autisten nicht leicht, sich von der Binnensicht auf seine eigenen Belange zu lösen und sich in die Horizonte anderer Menschen hineinzudenken. Erstaunliche Inselbegabungen stehen Schwierigkeiten gegenüber, den Alltag angemessen zu bewältigen.

Wenn es tatsächlich so ist, dass Fehlfunktionen bei den Superdirigenten eine Ursache für autistisches Verhalten sind, können wir an dieser Stelle etwas daraus ableiten, das für eine Grundausrichtung unseres Gedächtnisses aufschlussreich ist. Es würde sich nämlich auch im Hinblick auf unsere ganze Biographie zeigen, dass Gedächtnis nicht nur mit einem Dazulernen und einer Vertiefung von Wissen zu tun hat, sondern auch damit, mit verschiedenen Hinsichten umzugehen, die es zur Bewältigung von Lebensaufgaben braucht. So herausragend Inselbegabungen auch sein mögen – wer mit autistischen Musikern einmal in Kontakt gekommen ist, die kompliziertestе Partituren nach einmaligem Hören sofort und fehlerfrei reproduzieren können, hat eine Vorstellung davon, wie ausgeprägt solche Fähigkeiten sein können –, ohne eine gewisse Balance mit anderen Begabungen machen sie das Fortkommen im Leben nicht leichter. Und unser Gedächtnis hat demnach auch die Aufgabe, sich um eine solche Balance zu kümmern. Das bedeutet: zum einen, wie es sich schon beim Arbeitsgedächtnis gezeigt hat, verschiedene Hinsichten und Verständnisweisen zuerst einmal klar voneinander zu trennen und damit zu ermöglichen, dass jede für sich zum Erfolg kommt. Zum anderen bedeutet es aber auch, die Voraussetzungen dafür zu schaffen, dass die unterschiedlichen Hinsichten sich nicht gegenseitig in die Quere kommen und somit langfristig nebeneinander bestehen können. Das Gedächtnis wirkt hier in der Art eines Platzanweisers, der Sorge dafür trägt, dass unser Wissen und unser Knowhow gut genug und klug genug aufgestellt sind, damit wir aufs Ganze gesehen erfolgreich durchs Leben kommen.

Das autobiographische Gedächtnis

Mit der spekulativen Aussicht zum Schluss des vergangenen Abschnitts machen wir auch gleich einen Sprung zur höchsten Ebene, auf der wir unsere Gedächtnisfragen überhaupt stellen können. Es geht also nicht mehr um einzelne Bausteine oder einen brauchbaren Arbeitsplan, sondern um das Gesamtkonzept. Wir fragen, wie das Gedächtnis dazu beiträgt, unser Leben zu planen und auf (irgendeine) sinnvolle Weise auszurichten.

Wie immer bei solchen Überlegungen tut man gut daran, erst einmal über die Entstehungsgeschichte nachzudenken, also die Frage, wie es denn überhaupt zur Ausbildung dieser neuen und anspruchsvollen Gedächtnisform kommen konnte. Und wenn wir darüber sprechen, müssen wir uns auch noch einmal darüber im Klaren sein, dass es sich dabei um Rekonstruktionen handelt, also um die Projektion einer Antwort, für deren Annahme es gute Gründe gibt, die aber in ihrer Ausdeutung nicht (in einem strengen Sinn) bewiesen werden kann.

Man ist sich heute darüber einig, dass irgendwann in der Entwicklung vom Tier zum Menschen ein Sprung stattgefunden hat. Das Volumen des Gehirns vergrößerte sich, vor allem das des Frontallappens, und eine neue Fähigkeit wurde ausgebildet, sich Dinge zu merken. War es zuvor nur möglich, sich Fakten einzuprägen, etwa an welchem Ort Futter oder Schutz zu finden, kommt nun die Option hinzu, sich an Ereignisse zu erinnern, die zum fraglichen Faktenwissen geführt haben.

Man kann also Abläufe memorieren: wie es kam, dass man diese Nahrungsquelle oder jenen Unterschlupf gefunden hat und was auf diesem Weg alles passiert ist, etwa ob Gefahren lauerten oder aber freudige Überraschungen am Wegesrand auf einen warteten. Das Gedächtnis, das so entsteht, nennt man ein *episodisches* Gedächtnis. Die Benennung fasst im Grunde nur zusammen, was wir gerade schon angesprochen haben. Im Wort enthalten sind das altgriechische Substantiv *hodos*, das Weg bedeutet, und die Präposition *epi*, die mit auf oder über übersetzt wird. Episodisches ist also das, was sich auf einem Weg irgendwohin abgespielt hat. Im heutigen Wortgebrauch hören wir auch noch durch, dass eine Form von Inszenierung darin mit enthalten ist. Wenn wir Episoden erzählen, gehen wir immer schon von einer bestimmten Einfassung des Geschehens im Rahmen einer fortlaufenden Geschichte aus.

Im Ursprung entwickelte sich demnach das episodische Gedächtnis im Zusammenhang mit den Fähigkeiten, sich im Raum zu orientieren. Es geht aber nun über die reine Merkleistung hinaus, sich einen Streckenverlauf einzuprägen, da es zusätzlich eine Bewertung des Geschehens fordert. Bewertung wiederum bedeutet in dem Zusammenhang, dass ein Vergleich angestellt werden muss – im Hinblick darauf, ob es auch besser oder schlechter hätte laufen können. Besser und schlechter sind aber bereits verbunden mit Szenarien, die man sich als alternative Möglichkeiten vorstellen muss, zu demselben Ziel zu kommen. Und so erscheint es als eine Eigenart des episodischen Gedächtnisses, in gewisser Weise paradox vorzugehen: nämlich einerseits etwas festzuhalten – die Geschehnisse auf dem Weg zum Ziel –, zugleich aber auch an dieser Version des Zielverfolgs nicht als einer letztgültigen festzuhalten, indem sogleich auch Alternativen ins Spiel gebracht werden. Das episodische Gedächtnis ist damit eine Art und Weise, mit Inhalten umzugehen, die sich mit dem Festhalten an einer Einsicht zugleich daranmacht, gegen eben diese Einsicht zu arbeiten. Mit jedem Eintrag werden zugleich konkurrierende Entwürfe denkbar.

Wenn man fragt, wozu diese Übung gut ist, kann man frei nach Darwin eine einfache Antwort darauf finden. Ein Lebewesen wird mit einem episodischen Gedächtnis ausgestattet besser durchs Leben kommen. Es wird immer schon vorausdenken, wo andere Lebewesen sich mit dem Bestehenden zufriedengeben. Es wird Alternativen bereits im Blick haben, noch bevor es wirklich dringlich wird, nach neuen Wegen Ausschau zu halten. Es wird antizipieren, was alles schiefgehen kann, und ist für den Fall, dass es dann passiert, besser gerüstet. Wird ein Weg unpassierbar, war man gedanklich schon zuvor auf Abwegen und damit womöglich schon auf einem neuen Weg zum selben (oder auch einem anderen) Ziel. Und mit der Vorstellung neuer und alternativer Wege ändert sich zwangsläufig auch die Zugangsweise: neuer Weg, neues Ziel, oder aber dasselbe Ziel in ganz anderem Licht betrachtet. Unser Beispiel mit dem Hasen-Entenkopf kann das noch einmal in Kurzform illustrieren. Jener Räuber, der auf seiner Pirsch in einer vertrauten Silhouette nicht mehr wie bisher einen Entenkopf sieht, sondern einen Hasenkopf, ist besser dran, für den Fall, dass er Enten nicht mag, dafür aber Hasen. Es geht also generell darum, neue Hinsichten auf die Dinge der Welt zu finden, sie neu zu deuten und wahrzunehmen.

Ursprungserzählungen haben immer etwas Frappierendes. Sie sind frappierend einfach, aber irgendwie auch oft zu schön, um vollkommen wahr zu sein. In unserem Fall richtet sich eine mögliche Skepsis weniger auf den Entwicklungsvorgang, den kann man sich im Zusammenhang der Evolution schon ungefähr so vorstellen. Das Tier, das Zukünftiges antizipiert und dementsprechend seine Rolle in der Welt überdenken kann, hat mit Sicherheit Vorteile gegenüber anderen Tieren, die das nicht können. Zu einfach erscheint uns die Erzählung eher, weil wir in unserer heutigen Kultur einer Spätmoderne nicht mehr so leicht davon zu überzeugen sind, dass die dargestellte Arbeitsweise unseres neuen, episodischen Gedächtnisses nicht auch ihre Kehrseite hat. Denn was wir gerade noch in fernen Urzeiten als einen fantasievollen Aufbruch in die Zukunft menschlicher Kultur beschrieben haben, erscheint uns heute nicht mehr ganz so unbeschwert, wie es die evolutionäre Fabel noch will. Ist doch der kreative Aufbruch zu Zukunftsdingen längst nicht mehr ganz so freiwillig, wie wir es uns noch bei den ersten Urmenschen vorstellen. Wie es der Soziologe Andreas Reckwitz jüngst herausgestellt hat, ist Kreativität im Sinne eines dauernden Umdenkens und Neukonzipierens für uns inzwischen zu einem Imperativ geworden, dem wir nachkommen müssen, ob wir wollen oder nicht. Wer in unserer postmodernen Konkurrenzgesellschaft überleben will, hat gar keine andere Wahl. Von einem echten Aufbruchsverhalten kann deshalb keine Rede mehr sein, eher laufen wir den Aussichten nach, die, wenn wir meinen, sie erreicht zu haben, uns schon wieder ein gutes Stück voraus sind. Kurzum, wir sind nicht mehr der listige Igel, der auch noch den schnellsten Hasen hinter sich lässt, weil er vorausdenken kann; wir sind selbst heute der Hase, der trotz aller – oder gerade wegen seiner – geistigen Flexibilität das Nachsehen hat.

Denken wir heute an die anspruchsvollste und menschlichste Form, Gedächtnis auszubilden, müssen wir also zugeben, dass die Dinge nicht mehr so einfach liegen, wie es noch die Erzählungen der Evolution vorgeben. Längst müssen wir auch wieder nach Orientierungen suchen, die im Leben zu Ankern werden können, wo es in ständiger Drift zu sein scheint. Wir sprechen in dem Zusammenhang auch von der Notwendigkeit, ein autobiographisches Gedächtnis auszubilden. Ähnlich wie es ein kluger Romancier vermag, müsste dieses Organ versuchen, bei aller Tendenz zur ständigen Selbsterfindung am Ende auch noch einen roten Faden zu finden, der unserer Existenz eine gewisse Einheit verleiht. Es müsste neben aller Tendenz zum Bruch mit dem Bestehenden und zum scharfen Schnitt mit allem bis dato Gültigen auch für Kontinuität sorgen. Es müsste nicht nur zeigen, wie sich unsere Horizonte ständig verschieben und erweitern, es müsste auch einsichtig machen, wie sich diese Horizonte vertiefen lassen. Die beiden Elemente, die wir im ersten Kapitel als wesentlich für die Arbeit des Gedächtnisses dargestellt haben, Veränderung *und* Vertiefung, müssen sich also in ein ausgeglichenes Verhältnis bringen lassen.

Doch wie kann das gelingen? Im Grunde braucht es dazu nur eine Versuchsanordnung, die unser menschliches Gedächtnis in seiner autobiographischen Form unbehelligt arbeiten lässt. Und das können wir nachverfolgen, wenn wir von der Tagseite unseres Bewusstseins auf die Nachtseite überwechseln. Es folgt also das Kapitel über die Träume.

KAPITEL 2

Träumen und lernen im Schlaf – oder: Wie wir zu dem werden, was wir sein wollen

Es ist der Traum eines jeden Forschers, dort dabei zu sein, wo sich scheinbar wundersame Dinge tun. Denken wir noch einmal an den fiktiven Kühlschrank oder den Aktenschrank aus Kapitel 1, in dem wir magische Vorgänge vermuteten: Was, wenn man sich einmal darin mit einschließen könnte und nachschauen, wer die fleißigen Mitarbeiter sind, die im Verborgenen arbeiten? Wenn unser Bewusstsein schon längst Büroschluss hat und wir noch einmal zurückkommen könnten und Einblick bekämen in die fieberhaften Vorgänge, die sich dort abspielen müssen. Und genau das versucht die Hirnforschung heute: die Sonderschicht unseres Gedächtnisses zu klären, wenn es sich nachts an seine Arbeit macht.

Viele mögen es nicht recht wahrhaben, dass sich im Schlaf überhaupt etwas tut in unserem Kopf, das mit Lernen oder dem Verarbeiten von Erlebnissen zu tun hat. Das (Vernunft-) Licht ist aus, wenn die Tür geschlossen ist, so scheint es nach manch wirrer Nacht mit seltsamen Träumen und erst recht, wenn wir im tiefsten Tiefschlaf versunken sind. Man hat sich bestenfalls etwas eingebildet, so möchte man es gerne abtun, oder schwebte dumpf und bewusstlos in einem unendlichen, gedanklichen Nichts. Und doch können wir hier schon vorwegnehmen, dass gerade der letzte Eindruck täuscht, wir also im Tiefschlaf besonders tiefsinnige Leistungen vollbringen und am Tag gelernte Dinge verfestigen. Und zugeben kann man auch, dass unsere Träume zwar Schall und Rauch sind, wenn wir wieder aufwachen und unser Tagbewusstsein anbricht, wir aber dann auch schon einiges hinter uns haben, was mit einer weiteren Erprobung unserer Gedächtnisinhalte zusammenhängt.

Seit Menschengedenken versucht man, sich aus dem Nachtleben unserer Träume und dem Fehlen unseres Bewusstseins einen Reim zu machen. Und es erscheint wie ein seltsamer Zufall – oder listiger Hintersinn –, dass man schließlich wieder ungefähr dort angelangt ist, von wo man ausgegangen war, nämlich bei der Vorstellung, dass Träume und unser gesamtes nächtliches Erleben etwas mit unserer Zukunft zu tun haben. Traumbilder nehmen etwas vorweg oder lassen uns etwas entdecken, was uns am Tag verborgen bleibt. Von der mosaischen Deutung der Pharaoträume bis zur Entdeckung des Benzolrings durch August Kekulé spannt sich ein weiter Bogen biblischer bis wissenschaftlicher Vorausahnungen. Und immer hat es etwas mit Schicksal oder göttlicher Fügung zu tun, wenn Träume uns etwas bedeuten oder ankündigen.

Es ist klar, dass auch wir nicht beweisen können – geschweige denn beweisen wollen –, dass bei solchen Traumerscheinungen nicht ein Gott oder zumindest höhere Mächte ihre Hände im Spiel haben. Das mag sein, wie es will. Wir wollen uns der Sache wissenschaftlich nähern, und das heißt nachfragen, woher die Inspiration kommt, und wenn möglich dafür körperliche Ursachen finden. Wobei körperlich so klingt, als könne man etwas einfach anfassen, hier geht es jedoch um sehr komplexe und komplizierte Vorgänge, die sich entlang chemischer und elektrischer Wirkungsketten nachvollziehen lassen.

Freud und die Anfänge der Traumforschung

Das war auch der Traum des ersten Neurobiologen, der sich wissenschaftlich mit den menschlichen Träumen beschäftigte. Sigmund Freud, das darf man nicht vergessen, wenn man ihn heute so gerne kritisiert, wollte noch Anfang der 1890er Jahre das Unbewusste und das Traumgeschehen neurologisch erforschen. Es war das Jahrzehnt, in dem die Neurologie im Nachweis einzelner Zellen und ihrer Fortsätze zu einem Durchbruch kam (Ramón y Cajal und Camillo Golgi erhielten 1906 dafür den Nobelpreis). Freud musste jedoch einsehen, dass die Hirnforschung damals noch lange nicht so weit war, komplexere Fragen zu klären, im Grunde also immer noch in den Kinderschuhen steckte. Er schlug bei der Erforschung des Seelenlebens deshalb einen Umweg ein und veröffentlichte im Jahr 1900 (eigentlich 1899) eine Traumdeutung, die es anstelle von Neuro-Chemo-Elektrik mit Verfahren der Literatur versuchte. Das klingt verwegen und war es auch. Freud nahm an, jene Vorgänge, deren wir uns nicht bewusst sind, verfügten über eine eigene Form des Ausdrucks und der Sprache. Und diese könne man deuten, wenn man nur ihr künstlerisches oder poetisches Prinzip durchschaute. So war ein Zugang zum *Unbewussten* gefunden, schien es, der noch dazu wissenschaftlich belastbar war. Zwar konnte man dem neuronalen Mechanismus selbst nicht auf die Spur kommen, aber zumindest seine Kodierung auslesen.

Im 20. Jahrhundert versuchte man nun mal mit Verve, mal mit Verzweiflung, die neu entdeckte, *symbolische* Verbindung zu unseren Träumen tragfähig zu machen und immer weiter auszubauen. Die erste Hochzeit erlebte die Bewegung in den 1920er und 30er Jahren. Aus dem Traumgeschehen wurde nichts Geringeres als eine Weltanschauung. Da uns die Dinge in unseren Träumen intensiver erscheinen und die Wendungen dramatisch sind, schloss man kurzerhand darauf, dass die Traumwelt die eigentliche Welt sein muss. In ihr erlebten wir eine höhere Form von Dasein. Und so nannte sich die Bewegung auch guten Gewissens *Surrealismus*, seien wir doch nicht mehr von dieser Welt in unseren Träumen, aber gerade deshalb mittendrin.

Als ein geeignetes Mittel, das Traumgeschehen auszulesen, hatte man eine besondere Form der Dichtung entdeckt: die *Écriture automatique*, das automatische Schreiben. Es beginnt damit, dass man seinen Assoziationen freien Lauf lässt und dann einfach mitschreibt, ohne nachzudenken. Am besten gelingt es natürlich im Traum – wenn man es denn schafft, die Botschaften nach dem Erwachen schnell genug zu notieren. Der Dichter Saint-Pol-Roux soll ein Schild an seiner Schlafzimmertür angebracht haben mit der Aufschrift: »Der Dichter arbeitet.«

Ein anderes Mittel des Zugangs zu unserem Traumgeschehen war der Film. Man nahm an, dass sich im Kino unser Seelenleben ausspiegeln lasse, und zwar ziemlich authentisch. Der Film schien dafür das ideale Medium zu sein, weil in ihm wie im Traum beinahe alle Sinne zugleich angesprochen werden und das so entstehende *Weltbild* also recht nahe am Original zu sein schien. Ideal schien der Film auch deshalb, weil seine Bilder eindringlicher und spektakulärer daherkamen als das, was uns im Alltag begegnet. Schließlich war der Film auch in der Lage, Handlungen entscheidend zu verdichten und die dramatischen Wendungen anschaulich herauszuarbeiten.

Eine zweite Hochkonjunktur erlebte die Traumkultur in den 60er Jahren. Man glaubte, grob gesprochen, dass man im anspruchsvollen Kinofilm den Kern unserer Existenz freilegen könnte. Der Existenzialismus war zu dieser Zeit immer noch damit beschäftigt, die Mühen des Alltags und die intellektuelle Verzweiflung der Nachkriegszeit aufzuarbeiten. Von der alten Welt waren nur noch Ruinen oder Kulissen stehen geblieben, und auch im Innersten der Seele schien nur noch eine einzige große Täuschung am Werk zu sein – wie in einem großen Spiegelkabinett, in dem unser Blick am Ende nur noch sich selbst wahrnimmt, im Moment seiner Täuschung. Die frühen Filme von Ingmar Bergman, beispielsweise *Persona*, geben diese Zeitreflexionen eindringlich wieder.

Auch der surrealistische Film lebte weiter und hinterließ bleibende Spuren in der Art und Weise, wie wir uns das Traumgeschehen vor Augen führen. Vor allem Filme des spanischen Regisseurs Luis Buñuel wie *Der diskrete Charme der Bourgeoisie* können dafür als beispielhaft angesehen werden. Zwei Kunstgriffe haben sie berühmt gemacht: zum einen die existentielle Verdichtung des Geschehens auf Episodenlänge – immer wird ein Schicksal erzählt, eine Ehe zerstört, eine Lebenslüge aufgedeckt –, zum anderen die Verschachtelung der Geschehnisse. Glauben wir im einen Moment, wir seien mitten im Geschehen, das wir für real halten, werden wir im nächsten darüber belehrt, dass diese Realität im neuen Kontext vollkommen infrage gestellt wird. Eine Szene aus dem genannten Film versinnbildlicht diesen Vorgang perfekt: Eine bürgerliche Gesellschaft sitzt zusammen im Restaurant beim Diner. Plötzlich geht der Vorhang auf, so dass die eben noch geschlossene Gesellschaft sich nun auf einer Bühne vor Publikum wiederfindet. Was eben noch real und intim schien, ist jetzt schon wieder eingefasst in eine sie umgebende, öffentliche Realität. Die private Bühne wird zum Teil einer anderen, größeren Bühne. Das Geschehen wird surreal.

So ungefähr sehen also die Erwartungen aus, die man dem Kopfkino unserer Träume im Laufe des 20. Jahrhunderts entgegengebracht hat. Und nun ist die Frage, was sich davon im Lichte der Forschungen im frühen 21. Jahrhundert halten lässt. Also dann, wenn man nicht mehr die Umwege über literarische Spekulation und filmische Weltanschauung gehen muss, sondern einen direkten Draht ins Gehirn schlafender Kreaturen legen kann. Oder anders gesagt: Freuds ursprüngliche Absicht nun mit einer wissenschaftlichen Methode verfolgen kann, die ihm ein Jahrhundert zuvor noch lange nicht zur Verfügung stand.

Von wegen Tiefschlaf

Die erste Überraschung besteht darin, dass unser Tiefschlaf keineswegs frei von Bildern oder Gedanken ist. Nähern wir uns dem Phänomen vorsichtig an. Jeder von uns hat schon einmal Folgendes erlebt: Man sitzt nach dem Mittagessen in einem Vortrag oder einem Meeting, das, gelinde gesagt, nicht ganz so interessant ist. Vielleicht hat man auch in der vergangenen Nacht nicht sehr viel Schlaf abbekommen. Jedenfalls gibt es kritische Momente, in denen man mit dem Einschlafen kämpft. Da geschieht es öfter als nicht, dass man plötzlich etwas vor sich sieht und sich nichts mehr bewegt. In der Filmsprache spricht man von einem *freeze*, dem Einfrieren eines Bildes. Standbilder dieser Art können einfache, klare Gedanken darstellen, Geschriebenes, Gesichter, Landschaften. Wenn Sie einmal darauf achten, werden Sie der Liste leicht auch eigene Inhalte hinzufügen können. Was auch immer das im Einzelnen ist, es steht uns sehr detailreich vor Augen, nur tut sich eben in diesem Bild nichts mehr. Die Welt steht still.

Sollte man noch in der Lage sein, sich zu wundern, warum kein Windhauch mehr die Blätter bewegt, hat man noch die Chance, wieder in den Wachzustand zurückzufinden. Andernfalls ist man auf bestem Wege, in einen tiefen Schlaf zu versinken.[1]

Wenn nun schon am Anfang des Schlafes solche bildhaften Vorstellungen stehen, die allerdings alles Szenische ausschließen, ist es nicht mehr weit zu der Annahme, dass auch wenig später noch eine visuelle Wahrnehmung vorhanden sein kann – das heißt dann, wenn direkt nach dem Einschlafen die erste Tiefschlafphase folgt. Psychologen sind der Frage experimentell nachgegangen. In einem Schlaflabor weckte man Probanden zu jeder Zeit ihres Schlafes und fragte ab, was sie gerade wahrgenommen hatten. Es stellte sich heraus, dass bei Menschen mit leichtem Schlaf offenbar zu jeder Zeit bildhafte Eindrücke vorhanden sind. Im Vergleich zu unseren bewegten Träumen sind die Wahrnehmungen aber nicht so emotional erregend, weniger Ich-bezogen,[2] sie erweisen sich auch als weniger wechselhaft, jedoch insgesamt gar nicht so weit vom Tagerleben entfernt, was ihre Inhalte und ihre Wahrscheinlichkeit betrifft.[3] Besonders in den späteren Schlafphasen der Morgenstunden werden auch die Träume im Tiefschlaf lebhafter und auch deutlicher.[4] Tiefschläfer, die richtig tief schlafen, berichteten dagegen, dass die Zustände außerhalb des Traumschlafs eher einer Form von Denken gleichen als einer Wahrnehmung.[5] Zu denken geben muss auch der Umstand, dass Phänomene wie das Schlafwandeln nicht während der Perioden des Traumschlafes auftreten, sondern gerade dann, wenn solche Phasen noch gar nicht erreicht sind. Es muss sich also schon etwas tun, wenn wir für gemeinhin meinen, noch weit weg von der Phase zu sein, in der uns Träume klar und durchsichtig erscheinen.

Auch zur Unterscheidung der Schlafphasen muss noch etwas gesagt werden. Manchmal kommt es uns ja so vor, als hätten wir die ganze Nacht kein Auge zugetan, und wir könnten schwören, wir hätten nicht geschlafen, und doch haben wir uns nur getäuscht, und es war gar nicht so schlimm, wie es uns erscheint. Im Schlaflabor kann man eines Besseren belehrt werden, und das ist möglich, weil man eine objektive Methode hat, um den Schlaf und seine Qualität zu bestimmen. Dazu hat man den Schlaf und seine verschiedenen Phasen mit der Messung von Hirnströmen in Verbindung gebracht, genauer gesagt mit den unterschiedlichen Frequenzen dieser Ströme.[6] Demnach ordnet man bestimmte EEG-Muster dem klassischen Traumschlaf zu, und weil wir während des Träumens die Augen unter den geschlossenen Lidern ruckartig bewegen, bezeichnet man diese Phase auch als REM-Schlaf. REM ist die englische Abkürzung für *Rapid Eye Movement*.[7] Der Tiefschlaf (in der Fachterminologie also der Non-REM-Schlaf) wird dagegen von anderen Frequenzmustern bestimmt. Für unseren Zusammenhang wichtig sind vor allem die sogenannten *sharp wave ripples*, die im Hippocampus gemessen werden können. Sie sind charakterisiert durch einen scharfen Ausschlag am Anfang, überlagert von hochfrequenten Oszillationen (150 bis 200 Hertz).

Zudem ist die Abfolge der Schlafphasen aufschlussreich, und auch sie wird für unsere Gedächtnisfragen gleich noch wichtig werden. In einem sogenannten Hypnogramm wird die Tiefe des Schlafs im Zeitverlauf abgebildet, entsprechend der gemessenen Frequenzen. Wir durchlaufen demnach fünf bis sechs Tiefschlafphasen (also Non-REM-Phasen), die an Intensität und Länge verlieren, je mehr wir uns dem Erwachen nähern. Umgekehrt nimmt die Länge und Lebhaftigkeit der REM-Phase mit zunehmender Schlafdauer zu. Festzuhalten für unsere Zusammenhänge ist dabei, dass immer zuerst eine Periode des Tiefschlafs einsetzt und später erst der Traumschlaf folgt. Wir kommen gleich noch darauf zurück, was es damit auf sich haben mag.

Mit dem Gehirn verdrahtet

Nach dieser vorsichtigen Annäherung geht es jetzt mitten hinein in die Materie, denn wir *verkabeln* uns versuchsweise mit einem Mäusegehirn. Es geht darum, mittels eines direkten Drahts mitzuverfolgen, wie aus Tagerlebnissen im Laufe der Nacht Gedächtnisinhalte werden. Das neurologische Kabel muss demnach in eine Region führen, von der wir schon wissen, dass sie mit der Ausbildung von Gedächtnis zu tun hat, und diese Region ist, wie wir schon erfahren haben, der Hippocampus. Dass wir ins Mäusegehirn ausweichen, hat mit ethischen Fragen zu tun. Es gibt zwar auch Daten, die am Menschen gewonnen werden, dann sind aber meistens Krankheiten wie Epilepsie oder Tumore im Spiel. In solchen Fällen geht es darum, das erkrankte Gewebe als solches zu erkennen. Methodische Versuche am Menschen, wenn sie um der reinen Erkenntnis willen gemacht werden, verbieten sich.

Wenn wir etwas salopp von einer *Verdrahtung* sprechen, muss man sich das in der Forschungspraxis ziemlich raffiniert vorstellen, das sei an dieser Stelle nur einmal kurz angemerkt. Die Drähte müssen sehr fein sein, ihre Fächerung und Verteilung ist eine Kunst für sich. Man kann nicht einfach eine einzelne Leitung zu einer einzelnen Nervenzelle legen, dazu sind die Größenverhältnisse viel zu klein. Man nähert sich immer mit ganzen Drahtbündeln. Wie einzelne Neurone feuern, lässt sich nur durch rechnerisch ausgeklügelte Algorithmen ermitteln.

Ein Wort auch gleich noch zu den Zellen, die man auf solche Weise anzapft. Es handelt sich um sogenannte Platzzellen (englisch *place cells*), die 1971 zum ersten Mal von John O'Keefe beschrieben wurden.[8] Der anatomischen Form nach sind dies Pyramidenzellen, von denen oben schon einmal die Rede war und die, wie die Bezeichnung es andeutet, über einen pyramidenförmigen Zellkörper verfügen. Ihr Name ist bereits Programm, was ihre spezifische Aufgabe angeht: Sie feuern nämlich genau dann, wenn sich die Maus an einem ganz bestimmten Ort befindet.

Irgendein hervorstechendes Merkmal, zum Beispiel die Farbe an einem Ort oder die Form, aber auch der Geruch, kann als Anhaltspunkt dienen. Der Einfachheit halber sagt man gerne, Platzzellen erstellen eine räumliche Karte von einer bestimmten Umgebung. Vorgängige Erfahrung oder Lernen braucht es dabei nicht. Platzzellen werden aktiviert, auch wenn das Tier eine Umgebung zum ersten Mal durchläuft. Die Feuerrate der aktivierten Zellen ist dabei abhängig von der Laufgeschwindigkeit. Dies alles mitbedacht, bilden Platzzellen ein gegebenes Umfeld ab. Dabei darf man aber Folgendes nicht missverstehen: Es ist nicht so, dass die Platzzellen mehr oder weniger eine Eins-zu-eins-Kopie äußerer Raumverhältnisse erstellen. Das geschieht beispielsweise beim Sehen, indem beieinanderliegende Punkte in der Welt wahrgenommen werden und dabei auch beieinanderliegende Sehzellen aktivieren. Auch wenn räumliche Punkte weit auseinanderliegen, können die ihnen zugeordneten Platzzellen direkt nebeneinander lokalisiert sein, und umgekehrt.

Das zweite Missverständnis, dem man vorbeugen muss, besteht in der Vorstellung, Platzzellen würden im Laufe der Zeit eine Art Weltkarte bilden. Tatsächlich gelingt es mit ihrer Hilfe nur, lokale und begrenzte Umgebungen abzubilden. In einer neuen Umgebung werden die Karten neu gemischt. Die Zuordnung von Anhaltspunkten auf der Karte zu den Gegenständen in der Welt wird neu verteilt. Und dabei spielt Ähnlichkeit keine Rolle. Zwei Platzzellen, die im einen Raum an nebeneinander liegenden Zellen aktiviert werden, reagieren in einem anderen Raum möglicherweise an auseinanderliegenden Stellen, einzeln, oder gar nicht. Natürlich hat man auch getestet, was passiert, wenn sich eine überschaubare lokale Umgebung ändert. Einige Umbauten können in das Umgebungsbild noch integriert werden, ab einem bestimmten Grad der Veränderung wird jedoch neu begonnen, also eine neue Umgebungskarte erstellt. Es ist dann, als ob die Maus in eine vollkommen neue Umwelt einzieht.

Nun endlich zum Experiment: Man ließ eine Ratte einen Raum aktiv erforschen und registrierte, welche Platzzellen zu welchem Zeitpunkt feuerten. Eine Überraschung stellte sich ein, als man die Schlafmuster untersuchte und feststellte, dass dieselben Platzzellen, die schon während des Laufens aktiv waren, auch während des Schlafes der Tiere wieder feuerten.[9] Und was noch erstaunlicher war: Diese Aktivität folgte demselben Ablaufmuster, das schon beim Durchlauf des Parcours vor dem Schlaf registriert worden war. Es war dieselbe Abfolge, die anzeigte, dass mental zumindest eine Strecke durchgegangen wurde mit eben denselben Wiedererkennungsmerkmalen wie im Wachzustand. Sie wurde aber nicht nur einfach irgendwie wiederholt. Das *Replay*, das hier stattfand, wurde offenbar verändert. So nämlich, dass die ganze Sequenz deutlich schneller ablief als im Original. Messungen haben ergeben, dass Ratten den Parcours im Schlaf 9 bis 20 Mal so schnell durchlaufen wie am Tag. Sie erreichten damit im Replay Spitzengeschwindigkeiten von 38,5 Stundenkilometern und hätten somit zumindest im Traum mit Usain Bolt mithalten können.[10]

Wenn man sich hier schon an eine Deutung heranwagen darf, ist es nicht einfach ein Geschwindigkeitsrausch, in den unsere Versuchsmäuse und -ratten im Schlaf verfallen. Vielmehr ist anzunehmen, dass es sich bei der Verdichtung und Beschleunigung von Replaysequenzen um eine weitergehende Bearbeitung der vorangegangenen Erfahrung handelt. Und wir wissen inzwischen, dass diese Bearbeitung bei den untersuchten Nagetieren mit der Konsequenz erfolgt, die Orientierung und Navigation in bislang unbekannter Umgebung zu verbessern. So viel steht schon fest: Hindert man die Nagetiere daran, ihre Replays wieder abzuspulen, werden die Lernergebnisse schlechter.[11]

So darf man also von folgendem Gedankengang erst einmal ausgehen: Im nächtlichen Replay findet eine Verdichtung der Tagessequenzen statt, der zeitliche Ablauf wird in der Wiederholung deutlich gerafft. Mit dieser Straffung ist die Funktion verbunden, das Gelernte zu konsolidieren. Im ersten Kapitel hatten wir für den Lernvorgang die Hebb'sche Regel für maßgeblich erklärt, Lernen beginne damit, dass zwei (oder mehrere) Zellen zur gleichen Zeit feuern. Eine Verdichtung der Sequenzen im Schlaf hat so gesehen eine ganz einfache und grundlegende Funktion: Im Replay überlappen sich zeitlich Teile der Ablaufsequenz, die vorher (also im Wachzustand, als sie durchlaufen wurde) noch ein Stück weit auseinanderlagen. Dementsprechend feuern Neurone, die am Tag nacheinander aktiviert wurden, jetzt gleichzeitig – phasenweise zumindest, insofern sie sich überlappen. Das Replay dient also dazu, jene Merkpunkte aneinander- und auch übereinanderzuschieben, die für die Orientierung wichtig sind; und, noch grundsätzlicher: sie erst lernbar zu machen – durch das gleichzeitige Feuern der ihnen zugeordneten Neurone.[12]

Der Lernvorgang, den man mit dem Replay ansetzen muss, wird aber sogleich noch komplexer. Es werden nämlich nicht nur einzelne Sequenzen verdichtet, also intern im Ablauf gerafft, sondern auch noch mit anderen Sequenzen verbunden. Die Ratte/Maus durchläuft also nicht nur jene Wegstrecke noch einmal, die sie unmittelbar vor dem Einschlafen durchgegangen ist. Es werden zugleich auch noch andere Sequenzen hinzugenommen, die schon ein wenig länger zurückliegen. Hinter dieser Zusammenschau vermutet man folgende Funktion. Man nimmt an, dass die Anbindung vorangegangener Laufereignisse dazu dient, ein möglichst komplettes Bild des Raumes zu erstellen, in dem sich die Maus zurechtfinden muss. Es geht dann zuletzt darum, eine Karte zur besseren Navigation zu erstellen. Stimmt diese Annahme, würde sich zum Beispiel auch erklären, warum es beim Zusammenbau verschiedener Wachzustandssequenzen zu sogenannten Abkürzungen kommt, im englischen spricht man von *short cuts*. Unwichtiges wird übersprungen.

Uneins ist man sich in diesem Zusammenhang noch bezüglich der Frage, was genau im Schlaf vorrangig wiederholt und damit gelernt wird. Sind es jene Abläufe, die im Wachzustand immer wieder oder zumindest häufig vorkommen? Oder sind es Ereignisse, die Aufmerksamkeit erwecken dadurch, dass sie der Maus neu und unerwartet erscheinen? Erstaunlicherweise hat man für beide Annahmen passende Befunde beigebracht. Wie das zu erklären ist, das muss man erst noch verstehen. Haben wir aber mit der Vermutung recht, dass es zuletzt für die Maus darum geht, in Zukunft besser navigieren zu können, kann sowohl das neue Ereignis als auch die Routine wichtig werden – nur nicht in der gleichen Situation. Vielleicht lässt sich die Kontroverse in diese Richtung einer Erklärung lenken, wenn nämlich die Karteneinträge in Abhängigkeit von der generellen Lage der Maus in ihrer Umgebung erstellt werden. Geht es routiniert zu, tauchen bevorzugt die alltäglichen Abläufe im Replay auf, ändert sich die Umgebung schnell und auf entscheidende Weise, ist die *novelty*, wie man im Fachenglisch sagt, der Grund einer Wiederholung im Schlaf.

Vom Replay im Schlaf zum Preplay im Wachzustand

Nachdem man dem Phänomen in der Tiefschlafphase nachgegangen ist, hat man bemerkt, dass Replays nicht nur während des Schlafs vorkommen, sondern auch im Wachzustand, im Hippocampus wie auch in der Großhirnrinde. Zum Beispiel dann, wenn eine Maus oder Ratte sich im Ruhezustand befindet, nachdem sie soeben einen Parcours durchlaufen hat.[13] War eine Belohnung im Spiel, registrierte man vermehrte Aktivitäten von Replay.[14] Das könnte erklären, warum man sich Ereignisse besser merken kann, bei denen eine Form von Gratifikation im Spiel ist. Das Replay im Wachzustand tritt jedoch nicht nur als eine verkürzte Wiederholung des vorangegangenen Parcours auf. Es läuft vielmehr auch in *umgekehrter* Richtung ab, also vom Ende der Aktion zurück zu ihrem Anfang.[15]Auch ein solches *Reverse Replay* dient zuerst einmal wiederum der Stabilisierung eben gemachter Erfahrungen. Das Rückwärtslaufen des Erinnerungsbandes lässt aber auch vermuten, dass noch mehr im Spiel ist. Kommt es doch zu Abfolgen, die so nie stattgefunden haben, zu neuen Kombinationen vorliegender Bestandteile und damit zum Zusammenfügen von Bruchstücken, die eigentlich nicht aneinandergehören. Eine Rekombination von Sequenzen findet also innerhalb der Wiederholung statt, die es zu deuten gilt.[16]

Das fällt uns zu verstehen leichter, wenn wir gleich zum letzten Stichpunkt kommen, der sich mit dem Verfahren eines Replay verbindet. Man hat zu guter Letzt nämlich auch solche Sequenzen gefunden, die nicht nur *nach* einem Durchgang durch einen Parcours auftreten, sondern sogar *bevor* die Maus/Ratte sich überhaupt erst auf den Weg macht. Folglich haben wir es nicht mehr mit einem Replay zu tun, sondern mit einem Vorspiel, einem *Preplay*. Jenes Preplay findet wiederum in derselben Abfolge statt wie die einfache Wiederholung, es beginnt also am Anfang und endet beim Ende. Auslöser für ein Preplay sind Schlüsselreize, die in einer gegebenen Situation auftauchen – sei es, dass die Maus/Ratte an genau den Anfangspunkt gesetzt wird, der schon einmal am Beginn ihres Erkundungsganges stand, sei es, dass ein Schlüsselreiz aus einer bereits durchlebten Sequenz in einem anderen Zusammenhang erneut auftaucht. Man muss an dieser Stelle nicht mehr viel spekulieren, um das Preplay als ein konzeptionelles Vorspiel für die weitere Planung der Aktionen des Tieres anzusehen. Es dient offenbar als eine probeweise Vorschau auf das, was gleich kommen mag.

In diesem Licht erklären sich dann auch die Veränderungen, von denen eben die Rede war. Es wird nicht einfach nur wiederholt, was schon einmal in ähnlichem Zusammenhang erlebt und durchlaufen wurde, es werden die Elemente vorangegangener Erfahrung zugleich in neuer Weise zusammengesetzt. Das Preplay erscheint damit als ein Mittel zur Vorspiegelung möglicher Alternativen. Es werden schon einmal Angebote gemacht, worauf sich die Aufmerksamkeit im folgenden Parcours richten könnte, an welchen Stellen es zum Beispiel wichtig wird, auf Abzweigungen zu achten. Die Maus/Ratte verfügte damit auch bereits über eine Grundlage für mögliche Entscheidungen. Wie in Experimenten deutlich wurde, können Replay und Preplay tatsächlich zu Dispositionen führen, eher so als so zu entscheiden. In einem Versuch, in dem es um die Frage: entweder links oder rechts abbiegen ging, bestätigte sich jedenfalls die Vorhersage, die sich aus der Ausspiegelung der Preplaysequenzen zuvor ergeben hatte.

Wie aus einzelnen Tönen eine Melodie wird

Manchmal gibt es in der Forschung verwickelte Probleme, die nahezu unauflöslich erscheinen, später dann aber ziemlich einfach durchschaut werden können. Von einem solchen Problem wollen wir berichten, weil es vor etwa 100 Jahren die Philosophie mehr oder weniger verwirrt zurückließ und nun im Zusammenhang mit den Erkenntnissen zu Replay und Preplay einfach und schlüssig erklärt werden kann. Nach der Wende zum 20. Jahrhundert kamen Technologien auf wie die Ton- und Bildaufzeichnung, das Grammophon wurde erfunden, und das Kino feierte erste Erfolge. Die Versuchung war groß, sich auch die menschliche Wahrnehmung nach dem Muster solcher Aufzeichnungsapparaturen vorzustellen, also das Bildgedächtnis als Filmaufnahme, das Tongedächtnis in der Art einer Schallplatte.

Wenn dem aber so wäre, ergibt sich folgendes Problem. Edmund Husserl hat es am Beispiel des Töne-Hörens durchgespielt. Stellen wir uns eine Tonfolge vor. Zu einem Zeitpunkt hören wir einen Ton, zum nächsten einen anderen, im darauffolgenden Moment noch einen dritten und so weiter. Wir nehmen dabei an, der erste Ton ist bereits verklungen, wenn der zweite beginnt, der zweite, wenn der dritte et cetera. Husserls Problem war jetzt Folgendes: Wie ist es uns möglich, nicht nur eine Abfolge verschiedener Töne wahrzunehmen – jetzt dieser, dann ein anderer, später noch ein anderer –, sondern in dieser bloßen Abfolge zugleich eine zusammenhängende Melodie? Das Modell der Tonaufzeichnung hilft in dem Zusammenhang nicht weiter, weil eben immer nur einzelne Töne registriert werden, nicht aber deren Zusammenhang – und den braucht es eben, damit wir in der Reihe von Tönen eine durchgängige Melodie erkennen.

Husserls (vorläufige) Lösung des Problems bestand darin, dass er dem Menschen ein Zeitbewusstsein zuschrieb, das Maschinen nicht haben können.[17] Er nahm dazu an, dass in der menschlichen Wahrnehmung die Töne sich doch noch irgendwie überlappen an genau dem Punkt, an dem sie in der aktuellen, rein physischen Wahrnehmung bereits verklungen sein müssen oder noch nicht erklungen sind. Vom Jetzt-Punkt der Wahrnehmung auf das Vergangene bezogen sprach er von einer *Retention*, mit Blick auf das Kommende von einer *Protention*. Und genau an dem Punkt, an dem Husserl noch im Dunkeln lassen musste, wie genau es zu einer Retention oder Protention kommt, können nun die Einsichten um Replay und Preplay helfen. Denn jetzt haben wir ein Modell dafür, wie es zu einer Überlappung von Eindrücken kommen kann, selbst dann, wenn es in der aktuellen Wahrnehmung eine solche noch gar nicht gibt. Durch die Verdichtung der Eindrücke, rückblickend wie vorausblickend, wird es möglich. Anders als bei der reinen Ton- und Bildaufzeichnung gibt es also in der menschlichen Wahrnehmung noch eine Gedächtnisspur, die mitläuft. Sie macht es denkbar, dass wir eine Melodie hören, auch wenn die Aufzeichnungsapparate nur einzelne Töne wiedergeben.

Das erste zu ziehende Fazit geht dahin, dass unsere Gedächtnisbildung mit einer Ausrichtung von Inhalten auf übergeordnete Ziele zu tun hat. Tageserlebnisse werden im Schlaf gesichtet und dahingehend ausgewertet, was diese mit uns und unseren Absichten zu tun haben. Den Prozess der Verdichtung und Sicherung der Inhalte nennen wir im Fachjargon eine *Konsolidierung* von Gedächtnis.[18] Und nur das wird konsolidiert, also bekräftigt und beibehalten, was uns im Leben aktuell weiterhilft und auch künftig noch für uns wichtig sein kann. Alles andere passiert schon die erste Hürde nicht, die im nächtlichen Transfer zum Langzeitgedächtnis besteht.

So nachvollziehbar das klingt, es ist doch nur die halbe Wahrheit. Denn man muss sich fragen, wozu der Aufwand betrieben wird, der anschließend in den echten Traumphasen stattfindet, also dann, wenn der Tiefschlaf erst einmal zu Ende ist und wir zu den bewegten Träumen übergehen, die uns auch nach dem Aufwachen noch lebhaft vor Augen stehen. Oder, um es so zu sagen, wie es in der Schlafforschung üblich ist: Was geschieht während des REM-Schlafs im Unterschied zum Non-REM-Schlaf?

Was wir beim Träumen wirklich lernen

Die Diskussion um die Funktion der REM-Träume ist hochumstritten und in vielerlei Hinsicht auch immer noch sehr spekulativ. Ganz besonders, wenn es um die psychologischen Aspekte geht, denen Freud und seine Nachfolger so viel Aufmerksamkeit geschenkt haben. Ein wenig solider wird die Debatte geführt, wenn es nur um einen bestimmten Aspekt der Traumforschung geht. Wir fragen dann, was unsere Träume zum Lernen und späteren Erinnern beitragen. Offenbar tun wir gut daran, die verschiedenen Schlafphasen so anzusehen, als würden sie einander in ihren Funktionen ergänzen. Der Tiefschlaf würde dann dazu beitragen, das am Tag Erlernte oder Erlebte zu konsolidieren, die REM-Träume würden daran anschließen, indem wir darin das so Erlernte in irgendeiner Form erproben und erweitern.

Die Neurowissenschaftlerin Sue Llewellyn und der Psychiater J. Allan Hobson versuchen den Gedanken bis in die Frühphase der Menschheitsentwicklung zurückzuverfolgen. Sie nehmen an, dass unsere REM-Träume (genauer: eine ganz bestimmte Phase) mit der Ausbildung unseres episodischen Gedächtnisses zu tun haben, also mit der Fähigkeit, sich an einen bestimmten Ablauf der Ereignisse zu erinnern. In der Frühphase ging es demnach darum, sich nicht nur den Ort zu merken, an dem sich Futter befindet oder ein Unterschlupf bietet, sondern auch noch den Weg dorthin und das, was einem auf diesem Weg an positiven oder negativen Überraschungen begegnen kann. Weil sich nun die Welt schnell verändert – das Futter geht aus, der Unterschlupf wird unzugänglich, Konkurrenten tauchen auf –, muss der Suchende flexibel sein und schnell umdenken können.

Und genau dazu biete nun der REM-Traum eine Hilfe. Er nehme Elemente vergangener Erfahrung und setze diese probehalber in neuer Folge zusammen. Es wird also durchgespielt, ob Abwege nicht zu Hauptwegen werden können, was ja am Tag auch leicht passieren kann, wenn irgendeine Quelle versiegt und man sich anders orientieren muss. Zugleich würde auch aus dem Erfahrungsschatz beigesteuert, an welchen Stellen Gefahr lauert, sei es als Naturgewalt oder von Seiten anderer Raubtiere. Im Traum erscheint ein solcher Check auf mögliches Unbill in Form einer emotionalen Bewertung. Wie man sich fühlt, wenn man den Weg ins offene Gelände oder ins Dickicht nimmt, in diese oder jene Region abbiegt, das wird im Traum durch ein Wechselspiel von Furcht und Wohlsein durchgespielt, das einen auf den neuen Wegen begleitet. Kommt unser früher Vorfahr dann am Tag erneut an eine schon bekannte Weggabelung, kann ihm der Traum helfen, richtige Entscheidungen zu treffen.

Und das heißt in der Praxis, eben nicht wieder genau den Weg zu gehen, der zuvor und immer schon eingeschlagen wurde. Und deshalb, schließen die Autoren, helfe ein einfaches Replay der Tagereignisse, wie es noch im Tiefschlaf stattfindet, an dieser Stelle nicht mehr weiter. Ein Neuarrangement der Verteilung »Ressource – Ort – Gefahr«[19] schafft dagegen die Voraussetzungen dafür, über das bloße Lernen von Abläufen hinaus den Horizont zu erweitern. Es geht im REM-Schlaf also darum, sich auf Künftiges vorzubereiten, was in dieser Form noch nicht aufgetreten ist, aber aus dem Fundus des bisher Erlebten doch probeweise schon erschlossen werden kann, und zwar auf äußerst kreative Art und Weise.

Kehren wir zurück in die Gegenwart. Unsere frühesten Vorfahren sind zwar schon sehr lange nicht mehr auf der Welt, und die ganze Gattung hat sich vom Hominiden zum *Homo sapiens sapiens* weiterentwickelt. Dennoch, wenn Llewellyn und Hobson recht haben, sind schon jene frühen Menschen ganz gut durchgekommen mit ihrer neuen, kreativen Gedächtnisleistung. Sie haben überlebt, besser als andere, und sie haben uns jene Grundfunktion des REM-Träumens vererbt. Auch wenn wir also nicht mehr fürchten müssen, dass eine Wasserstelle plötzlich austrocknet oder hinterm nächsten Busch ein Raubtier lauert, die Art und Weise, mit Veränderungen der Welt zurechtzukommen, sollte sich im Wesentlichen nicht verändert haben. Das ist zumindest die Arbeitshypothese, von der wir im Folgenden ausgehen wollen.

Und dann würden wir uns das Zusammenspiel der verschiedenen Schlafphasen in der Tat so vorstellen, dass Tiefschlaf und Traumschlaf, oder besser Non-REM- und REM-Schlaf, einander ergänzen. Ergänzen in der Hinsicht, dass es in einem ersten Schritt darum geht, Abläufe und Daten im Kopf zu behalten, insofern sie folgerichtig sind und uns behaltenswert erscheinen. Hierbei haben wir es mit einer Konsolidierung zu tun, um es noch einmal fachgerecht zu sagen. Sie findet im Tiefschlaf statt. In einer zweiten Phase geht es dann nicht mehr darum, Daten zu sichten und zu sichern, sondern darum, sie zu bewerten und zu deuten. Dem existenziellen Ernst folgend, der unsere Urahnen in der Evolution ergriffen haben muss angesichts ständig lauernder Lebensgefahren, darf diese Bewertung oder Deutung als ein Härtetest angesehen werden. Es wird nachgefragt, wie sich das eben Erlernte im Licht früherer Erfahrungen und (zuweilen stark) veränderter Kontexte halten lässt. Und die Kontexte können dabei so stark verändert erscheinen, dass im Traum auch extreme Szenarien durchgespielt werden – Szenarien, die im Alltag eher unwahrscheinlich sind, wenn sie aber doch vorkommen, die Lage gleich dramatisch erscheinen lassen. Die Bewertung oder Deutung muss dementsprechend deutlich ausfallen und darf vor Übertreibung und Zuspitzung nicht zurückschrecken.

Unnötig zu sagen, dass ein solcher Prozess durchaus mehrmals stattfinden kann, eigentlich immer wieder stattfinden muss, erst recht, wenn wir uns daran erinnern, wie unser autobiographisches Gedächtnis arbeitet. Auch dort hatte es sich ja schon gezeigt, dass wir es mit einem Wechselspiel zu tun haben. Einerseits trägt unser Quellengedächtnis dazu bei, Dinge in unser Gedächtnis zu rufen, die uns in der Annahme bestimmter Wahrheiten nicht mehr so sicher sein lassen. Unterschiedliche Quellen können die Dinge in unterschiedlichem Zusammenhang präsentieren – und schon die bloße Rückfrage, wie ich denn überhaupt zu einer Einsicht gekommen bin, kann meine Sicherheit bei dieser oder jener Ansicht leicht ins Wanken bringen. Andererseits bin ich darauf angewiesen, bei aller möglichen Verunsicherung, mir doch immer wieder, und sei es auch nur für den Moment, einen gültigen Reim auf die Dinge zu machen. Schließlich muss *ich* mich irgendwie auch behaupten. Man kann nicht immer nur skeptisch sein. Und so ist es nicht verwunderlich, wenn wir auch im Verlauf einer Nacht verschiedene Phasen in verschiedener Intensität durchlaufen. Tiefschlafphasen wechseln sich mit REM-Schlaf-Zeiten mehrere Male ab.

So viel vorab zu unserer Hypothese. Nun muss aber weitergefragt werden, was sich über die Prozesse und den Ablauf der REM-Träume sagen lässt, wenn es denn wissenschaftlich fundiert sein soll. Die Neurobiologie versucht sich zu diesem Zweck erst einmal Vorteile zu verschaffen, was die Zugänglichkeit betrifft. Man versucht also, leichter und verlässlicher an Daten zu kommen. Das Problem mit den Träumen besteht ja nicht zuletzt darin, dass sie so flüchtig sind. Kaum ist man erwacht, hat man zwar noch die letzten Bilder des Traumes vor Augen. Beginnt man aber damit, sie zu schildern, zerstiebt deren Vorgeschichte sogleich in dünne Luft. Traumgebilde sind wie die sprichwörtlichen Seifenblasen, die sich bei der kleinsten Berührung auflösen. Oft reicht dazu schon ein Wort oder ein Gedanke aus, mit dem man sie zu fassen sucht.[20]

Ein Fortschritt wäre es also, wenn wir uns das, was so zerbrechlich ist und an der Schwelle von Wachen und Träumen als wissenschaftlicher Datensatz erhoben werden muss, bei vollem Bewusstsein und mitten am Tag vor Augen führen könnten. Und in der Tat hat die Neurobiologie einen solchen vorgeschobenen Posten unseres Träumens im Tagbewusstsein gefunden. Seit rund 15 Jahren forscht man an dem, was in der

Wissenschaftssprache das *Default Mode Network* genannt wird. Gemeint ist damit eine Art Grundeinstellung unseres Gehirns, dessen vernetzte Aktivitäten einen ganz bestimmten Ruhemodus anzeigen. Er stellt sich ein, wenn uns das konzentrierte Arbeiten schwerfällt, wir mit unseren Gedanken abschweifen, tagträumen und damit schließlich nicht mehr bei der Sache sind. Und das geschieht viel öfter, als wir es gemeinhin wahrnehmen oder uns eingestehen wollen.

Was dieses Tagträumen mit den Nachtträumen verbindet, sind nicht nur oberflächliche Analogien. Man hat herausgefunden, dass es im Wesentlichen dieselben Hirnareale sind, die in beiden Fällen an- beziehungsweise ausgeschaltet werden. Der Reihe nach: Aktiv werden der *Precuneus* (lobus parietalis superior), der hintere und vordere Teil des *Gyrus cinguli* (anteriorer und posteriorer Gyrus cinguli), das ist eine gürtelartige Windung, wie der Name zu verstehen geben soll. Weiter ist aktiv der *mittlere Schläfenlappen* (medialer temporaler Kortex), der Hippocampus und Teile des *mittleren Stirnhirnes* (der mediale präfrontale Kortex). Abgeschaltet erscheint dagegen die Weiterleitung äußerer Sinnesreize. Man schaut sozusagen in sich hinein, nicht in die Welt hinaus.[21] Ebenfalls folgenlos sind Vorstellungen von Körperbewegungen. Wie im Traum bleiben wir körperlich vollkommen inaktiv, so bewegt es auch vor unserem geistigen Auge zugehen mag. Auffällig bei der Aktivitätsverteilung des Default Mode Network ist, dass sich die Verbindungen und Vernetzungen der genannten Zentren in hohem Maße überlappen.[22] Es gleicht also einer Normalverteilung der Aktivität über das ganze Gehirn hinweg, die einsetzt, wenn keine besonderen Aufgaben zu bewältigen sind.

Unsere Strategie, einen Zugang zum Gegenstand der Untersuchung zu gewinnen, hat sich damit gegenüber der Analyse der Tiefschlafphase umgekehrt. Dort gingen wir von einem Nachterleben (Replay) aus, zu dem wir einen direkten Draht in den Tierversuchen fanden, und schlossen daraus auf vergleichbare Vorgänge am Tag (Preplay). Jetzt gehen wir vom Tagerleben (Default Mode Network) aus, das wir bewusst nachvollziehen können, um umgekehrt Aufschluss über den Zusammenhang unserer Nachtträume (REM-Schlaf) zu erhalten.

Der Tagtraum als Film

Wie kann man sich das Zusammenwirken der eben aufgezählten Hirnregionen am besten vorstellen? Die spektakulärste und zugleich anschaulichste Antwort auf diese Frage hat zweifellos der Hollywoodregisseur Christopher Nolan gegeben, als er seinen Film *Inception* konzipierte. Es hat den Anschein, als hätte er sich mehr als ein Mal von den neuesten Forschungen über jene Hirnregionen inspirieren lassen. Jedenfalls hat er es geschafft, sich vor ihrem Hintergrund eine beispielhafte Traumgeschichte auszudenken.

Die Grundidee des Films ist im Titel schon enthalten. Es geht darum, einen Neuanfang zu machen, und zwar im Leben eines Menschen. Das geschieht im Film dadurch, dass ihm ein Gedanke eingepflanzt wird, der beunruhigend genug ist, um seine Existenz ganz und gar zu verändern. Das Einpflanzen geschieht durch eine Manipulation von Träumen. Was den Plot angeht, muss man vielleicht nur so viel wissen für unsere Zusammenhänge: Ein Großindustrieller stirbt, sein Sohn soll die Nachfolge antreten. Das Verhältnis beider zueinander hat sich zuvor als schwierig erwiesen. Ein Konkurrent fürchtet, dass das Imperium zum Monopol ausgebaut wird. Er engagiert, um das zu verhindern, einen Spezialisten (Leonardo DiCaprio), und zwar mit dem Auftrag, einen Gesinnungswandel bei dem Erben zu bewirken. Der Spezialist kann das, weil er sich mit Träumen auskennt, besonders mit dem Eindringen in fremde Traumgefilde. Dort soll er nun eine fixe Idee platzieren, die am Ende dazu führt, dass der Konzern zerschlagen wird und der Konkurrent wieder eine Chance erhält.

Der Film benötigt zwar ein Science-Fiction-Element. Es besteht darin, dass man sich durch eine (äußerlich) einfache Verkabelung während des Schlafes kurzschließen kann. Ein Träumer tritt dann in den Traum eines anderen ein und agiert dort entsprechend der Umstände und dem Einsatz der Mitspieler, die in unserem Fall ebenfalls Gäste im fremden Traum und im richtigen Leben die Komplizen des Traummanipulators sind. Jedoch besteht die Pointe des Films natürlich darin, dass das Kino selbst nichts anderes ist als eben eine solche Form von Inception. Die Bezeichnung Traumfabrik Hollywood wird hier wörtlich genommen. Treten wir doch in eine fremde Traumwelt ein, aus der wir womöglich mit einer Idee im Kopf wieder heraustreten, die uns dort mitgegeben wurde und die uns nicht mehr loslässt.

Gehen wir nun die Liste der oben genannten Gehirnregionen durch, setzt sich das Filmgeschehen folgendermaßen zusammen. Dass es um urpersönliche Dinge und also um Fragen des Ichs geht, geht vermutlich auf eine Recherche über die Funktion des Precuneus zurück, wissen wir doch, dass unser Ich keine prominente Rolle mehr spielt, wenn diese Region nicht mehr aktiv ist. Weiter ist eine emotionale Grundierung vorgesehen dort, wo der hintere Teil des Gyrus cinguli ins Spiel kommt. Im Film wird ein gespanntes Vater-Sohn-Verhältnis angesprochen, um die herrschende Gefühlslage anzudeuten und den wunden Punkt des Träumers zu benennen. Der vordere Teil des Gyrus cinguli dagegen integriert und verbindet Gefühlseinstellungen mit einem bestimmten Gedanken. Dieser besteht im Film darin, dass sich der Erbe den Respekt des Vaters – einen Respekt, der ihm zu Lebzeiten nie zuteilwurde – nun verdienen kann, wenn er das Erbe ausschlägt und aus eigenen Kräften etwas Neues schafft. Jener Gedanke kommt dem Erben natürlich nicht von selbst, er ist vielmehr die Frucht einer ausgeklügelten List der Konkurrenz – der Vater soll ihm im Traum die Botschaft selbst überbringen. Bei dieser Täuschungsarbeit tritt der Hippocampus in Aktion, insofern die Träume lebendig gehalten sein sollen, sie sollen ja echt wirken.

Handlungsstränge und Traumkulissen werden von speziellen Zuarbeitern beigesteuert, im Film wird dazu eine eigene Traumarchitektin mit dem mythischen Namen Ariadne geschult. Sie ist für das Design des Labyrinths verantwortlich, in das sich der Träumer weit genug verlieren muss, um fremde Hilfe zu akzeptieren, die ihn wieder herausführt. Auch Namen und Zahlenkodes werden wichtig. Das könnte wiederum mit dem Beitrag eines kundigen Kollegen zusammenhängen, der solcherlei Informationen im medialen Schläfenlappen verortet, also der Region, die wir schon auf unserer Liste der beteiligten Agenten hatten.

Zuletzt, und jetzt wird es noch einmal richtig spannend, lebt der Film – und damit zugleich auch unser Tagträumen – von der Pointe, dass das ganze Traumgeschehen ineinander verschachtelt ist. Wir werden also nicht nur in *ein* Land der Träume entführt, sondern nacheinander gleich in mehrere; insgesamt durchzieht die Handlung drei Ebenen. Vom Traum gehen wir in den Traum des Traums über, und in diesem Geschehen öffnet sich dann ein weiteres Handlungsfenster als Ausstieg in einen weiteren Traum. Was anfangs noch mit dem

Kammerspiel einer Entführung im Taxi vom Flughafen begann, endet mit einer Schlacht in verschneiten Bergen gegen eine halbe Armee von Bösewichtern nach bester James-Bond-Manier.

Neurobiologisch machen wir für eine solche Reflexionsleistung in erster Linie einen Teil des medialen präfrontalen Kortexes verantwortlich. Dort lokalisiert man die Fähigkeit zur *Theory of Mind*. Theory of Mind heißt in dem Zusammenhang eigentlich nur Folgendes: Ich bin in der Lage, mich in den *Geist* eines anderen hineinzuversetzen – ich habe eine *Theorie* darüber, was dort passiert – und von dort aus die Welt mit fremden Augen zu sehen. In der einfachsten Erkenntnisform führt das zu der Aussage: Ich weiß, dass du weißt. Jene geistige Operation kann man nun auch mehrmals wiederholen. Dann weiß ich, dass du weißt; du weißt aber auch, dass ich weiß. Wenn man Spaß an einem solchen geistigen Pingpong hat, kann man immer so weitermachen: Ich weiß, dass du weißt, dass ich weiß, dass du weißt ... Wichtig für unsere Zusammenhänge ist, dass sich die Perspektiven der Betrachtung auch hierbei ineinanderfügen. In meine Sicht auf die Dinge fließt deine Sicht mit ein, in deiner Sicht ist aber womöglich auch wieder meine enthalten, in die wiederum auch erneut eine weitere Sicht auf deine Ansicht der Dinge noch einmal eingeht, und so fort.

Wir haben uns damit schon fast vollständig durch die Liste der beteiligten Traumagenten im Gehirn durchgearbeitet, nur in einem Punkt müssen wir gegenüber dem Film noch präziser werden. Es besteht in einer Hinsicht doch ein Unterschied zwischen dem Traumschlaf der REM-Phase und unseren Wachträumen, und er spielt vor allem bei den letztgenannten Überlegungen einer Theory of Mind eine Rolle. Anatomisch gesehen gibt es ein Areal, das im Tagträumen aktiv ist, im Nachtträumen aber nicht: der Precuneus.[23] Er hat, wie wir uns erinnern, mit der Selbstwahrnehmung im Geschehen zu tun. Und so wissen wir – anders als bei Tagträumen – nachts nicht so genau, mit wessen Augen wir auf das Traumgeschehen schauen. Stellen wir uns vor, wir fliegen gerade durch die Luft. Nun kann man das Geschehen aus der *Subjektiven* betrachten, wie man in der Filmsprache sagt, das heißt mit den Augen dessen, der fliegt. Die *Philosophy of Mind* nennt das die 1.-Person-Perspektive. Man kann dieselbe Szene aber auch von außen betrachten, so dass wir also mit fremden Augen beobachten, wie wir selbst durch die Luft gleiten. Im Gegensatz zur 1.-Person-Perspektive ist das dann die Perspektive der dritten Person. Im REM-Traum, so wird spekuliert, können wir abwechselnd beides.[24] Wenn Sie sich an Ihre Träume lebhaft genug erinnern können, werden Sie das bestätigen.

Allerdings ist damit unsere Vorstellung der Schachtelung unserer Träume zuweilen gefährdet. Dann nämlich, wenn ich beim Betrachten einer Szene aus der 3.-Person-Perspektive aus dem Auge verliere, dass ich es bin, der da gerade so elegant durch die Luft fliegt. Es kann auch sein, dass plötzlich wieder anderes in den Traum-Blick gerät, das nicht ich selbst bin, und die erste und die dritte Person damit ununterscheidbar werden. Es klingt kompliziert, will aber nur so viel sagen: Es ist zwar nicht fraglich, ob wir in unseren REM-Träumen tatsächlich zu so komplexen Einschachtelungen unseres Traumgeschehens kommen, wie es uns der Regisseur von *Inception* nahelegt. Eher unwahrscheinlich ist es aber, dass wir der Raffinesse in der Logik der russischen Babuschka-Figuren – bei denen ja auch unter jeder Hülle eine weitere Puppe hervorkommt – so konsequent folgen können wie im Film. Beim Tagträumen sind wir in einer besseren Lage, wir bemerken es oft, wenn wir uns bei diesem ertappen und uns dann fragen: Wie bin ich denn gerade darauf gekommen? Der Precuneus, wenn denn die Spekulationen richtig sind, webt hier in unsere Gedankenfolge einen Ariadnefaden ein, an dem entlang wir die Bilderfolge wieder aufrollen und zurückverfolgen können.

Der Traum als Bühne des Lebens

Damit sind wir endlich an dem Punkt angekommen, an dem wir auf unser Versprechen aus dem ersten Kapitel zurückkommen und Fleisch auf die Knochen geben können bei der Frage, wie unser Gedächtnis auf die Zukunft hinarbeitet – und dies die meiste Zeit im Verborgenen, also ohne, dass wir uns dessen richtig bewusst werden. Die Aktivitäten im Schlaf können das geradezu beispielhaft belegen.

Wir verstehen jetzt nämlich die zwei verschiedenen Hinsichten besser, in denen unser Gedächtnis die Dinge aufbereitet und für uns schon einmal vorbereitend ordnet. Denken wir noch einmal an das zurück, was in der Tiefschlafphase (Non-REM) geschieht, dann wird dabei der Versuch gemacht, unsere Tageseindrücke vor dem Transfer ins Langzeitgedächtnis auf das Wesentliche zu reduzieren. Es soll also nur das behalten werden, was künftig wieder in Anspruch genommen wird. Dabei hat es sich bei einfachen Beispielen wie der Orientierung im Raum gezeigt – zumindest in Tierversuchen –, dass die Aufbereitung der Daten zielorientiert vorgeht. So wie die Handlung am Tag auch schon auf Erfolg ausgerichtet war, so wird auch die nächtliche Wiederholung des Ablaufs verstanden, und dementsprechend wird genau das memoriert, was uns hilft, in vergleichbaren Situationen wieder zum Erfolg zu kommen. Nur die Moral der Geschichte wird gemerkt, ganz ähnlich wie bei einer klugen Erzählkunst, der es auf das Wesentliche ankommt.

Und in diesem Sinne geht auch unser Gedächtnis vor, wenn es zuerst einmal nur sichtet, was überhaupt gebraucht wird, wenn wir noch einmal in eine vergleichbare Situation kommen sollten und uns dann an die am Tag erlebte Episode zurückerinnern. Es fügt also noch unzusammenhängend wahrgenommene Dinge vom Tage nachts zu einem zusammenhängenden Ablauf zusammen. Als besonders poetisch muss man solche Vorgänge nicht ansehen, es reicht, dass sie effizient sind. Und effizient heißt in diesem Zusammenhang, dass wir in die Lage versetzt werden, ein Ziel zu erreichen, das wir uns vornehmen. Was mit dem Ziel im Einzelnen gemeint ist, spielt keine Rolle. Es kann das Finden von Futter im Labyrinth, es kann ein gebührender Platz in der Weltgeschichte oder auch vollkommenes Glück sein. Die Aufgabe des Gedächtnisses besteht darin zu helfen, einen Weg zu diesem Ziel zu finden. Es ist das geistige Geländer, an dem entlang wir uns in die Zukunft vortasten, in der wir unsere Vorstellungen verwirklichen wollen.

In der zweiten Hinsicht, der wir in den REM-Phasen unserer Träume begegnet sind, liegen die Dinge anders. Dabei geht es schon nicht mehr um das bloße Durchkommen, das wir mit dem Erreichen eines Zieles ansetzen, das uns wichtig erscheint. Es geht nicht mehr um eine Handlung, die wir bis an ihr Ende verfolgen wollen. Jetzt geht es vielmehr um den Rahmen dieser Handlung oder auch den Rahmen, innerhalb dessen eine geplante Handlung erst sinnvoll erscheint.

Vielleicht ist Ihnen die englische Wendung »*He is history*« oder »*She is history*« geläufig. Direkt übersetzt heißt das, er oder sie ist Geschichte, was sich zunächst nicht sehr sinnvoll anhört. Denn in die Geschichte geht man doch erst ein, wenn man sein Leben schon hinter sich hat. Die Wendung wird aber gerne gebraucht, wenn Menschen noch mitten im Leben stehen. Sportler sind ein gutes Beispiel für solche Zuschreibungen. Die Wendung soll dann ausdrücken, dass jemand mit seiner Art zu spielen oder zu agieren schon der Vergangenheit angehört, selbst dann, wenn er oder sie noch erfolgreich sind. Es ist dann wie bei einem Wettrennen zwischen Dampf- und Segelschiffen in der Mitte des 19. Jahrhunderts. Gewann damals noch das Segelschiff, war doch allen klar, dass sich morgen – wann immer das auch sein würde – das Dampfschiff durchsetzen würde, und zwar dauerhaft. Der Segler hatte keine Zukunft mehr.

Auch in der Verschachtelung des Traumgeschehens wird nun dieselbe Art von Perspektivenwechsel vollzogen wie in unserem Beispiel aus der Geschichte. Auf ein Geschehen, das mir eigentlich nur aus der Teilnehmerperspektive und damit von *innen* zugänglich ist, wird nun von *außen* geschaut. Ich blicke auf das, was mir am nächsten liegt und womit ich mich identifiziere, mit den Augen eines Unbeteiligten, Fremden oder sogar eines Konkurrenten. Aus der 1.-Person-Perspektive wird also eine 3.-Person-Perspektive, anstatt wie üblich auf der Bühne der Handlung zu sein, nehme ich sie wahr, als säße ich im Publikum, in welcher (anderen) Rolle auch immer. Nur hat der Traum eben die Besonderheit, dass ich es nun *selbst* bin, der mit den fremden oder neutralen Augen auf die eigenen Belange schaut, auf das, was mir am nächsten liegt und vielleicht auch so am liebsten ist. Und er zeigt die weitere Besonderheit, dass ich damit nicht nur selbst aktiv werde, wenn ich träume, an Stellen, an denen mir sonst von anderen die Meinung gesagt wird. Ich bin auch dazu angehalten, jene Prozedur eines Perspektivenwechsels mehr als einmal zu durchlaufen, mehr als einmal nicht nur in aufeinanderfolgenden Nächten, sondern sogar innerhalb eines Traumzyklus oder auch eines Traumes selbst. Die Verdichtung des Geschehens, das Komprimieren der Zeit und die Stauchungen der Bezüge haben dann zur Folge, dass es zuletzt im Traum um eine ganze Existenz gehen kann, schon rein zeitlich gesehen wir also reisen und altern können, so dass sich das Leben wie ein Teleskop aus- und einziehen lässt. Im Film *Inception* multiplizieren sich die Abläufe durch ihre (dreifache) Schachtelung derart, dass am Ende ein lange schon resigniert habender Greis auftritt, wo am Anfang noch ein mächtiger Unternehmer in den besten Jahren zu sehen war. Was uns im Tagleben womöglich nur einmal widerfährt, wird im Nachtleben zu einer Dauerübung, die wir selbst vollziehen und deren existentiellem Ernst wir uns immer wieder von Neuem stellen müssen.

Überhaupt ordnen sich jetzt unsere Zeitverhältnisse neu, und zwar in einem ganz wesentlichen Sinn, wenn wir den Perspektivenwechsel im Traum übungshalber einmal mitvollziehen. Buñuels Schlüsselszene in *Der diskrete Charme der Bourgeoisie* hatte im Grunde schon alle nötigen Zutaten in sich, um die Grundoperation einer prinzipiellen Zeitumstellung vor Augen zu führen. Auf der Bühne wird gerade noch einem Vorhaben nachgegangen, in dessen eigener Logik des Ablaufs die Akteure befangen sind. Dann fällt der Vorhang, und dasselbe Geschehen wird aus der Sicht der Zuschauer betrachtet. Entscheidend für den Erkenntnisgewinn im Traum ist dabei nicht die erstaunte Reaktion der Zuschauer, sondern die Rückwirkung der Blicke der Zuschauer auf die Akteure – das heißt auf jene Akteure, die erst nach dem Fall des Vorhangs bemerken, *dass* sie überhaupt Akteure sind und im Grunde nur ein Stück aufführen. Sogleich wird es unmöglich, mit der Handlung fortzufahren, als sei nichts gewesen. Denn: Ich weiß jetzt, dass du weißt, dass ich jetzt weiß, dass du weißt, und so weiter. Im Stück verlassen die bürgerlichen Akteure fluchtartig den Bühnenraum – jedoch nur, um wenig später wiederum vergleichbare Situationen durchleben zu müssen.

Und auch Christopher Nolans Film zielt letztendlich auf dieselbe Pointe ab: Der Erbe glaubte sein Leben lang, er müsse nur in die Fußstapfen des Vaters treten, um den an ihn gestellten Ansprüchen gerecht zu werden und somit das Selbstverständliche und Richtige zu tun. Im Traum wird er mit der Vorstellung konfrontiert, dass das womöglich eine vollkommene Täuschung war. Dann nämlich, wenn vom Quell aller Ansprüche an ihn, was die Fortführung des Familienimperiums betrifft, also dem Vater, das gerade Gegenteil zu vernehmen ist. Auch ihm wird im Traum und durch den Traum hindurch bewusst, dass seine bisherige Existenz zuletzt im Nachvollzug einer Rolle aufging.

Die Zeitverhältnisse haben sich damit radikal verändert. Was gerade noch eine belastbare Aussicht auf eine vorhersehbare Zukunft war, wird nun schlagartig zur *history*, also zu einer Geschichte, die mit uns bereits nichts mehr zu tun hat. An die Stelle der alten tritt eine neue Zukunftsaussicht, die mit der bloßen Änderung unserer Einstellung zum künftigen Leben einen ersten Anfang nimmt. Grammatisch gesehen haben wir es in der Traumlogik also mit einer Vervielfältigung von Zukunft zu tun. Wo zuvor die eine Aussicht stand, der gemäß wir am Tag unser Leben planen und unsere Handlungen entwerfen, werden uns im Traum immer wieder Alternativen nahegelegt, und sei es nur dadurch, dass es uns unmöglich wird, auf dem bisherigen Weg wie bisher weiterzumachen. Die verschachtelte Logik des Traums will es, dass wir probeweise alles einklammern, was wir bisher für gültig und unumstößlich hielten, und wie in einem großen Schaukasten als ein Bühnengeschehen ansehen, das es hinter sich zu lassen gilt – was auch immer dann an dessen Stelle treten mag. Aus der Zukunft, die im konsequenten und effektiven Verfolgen eines Zieles bestand, wird somit eine Zukunft, in der für unsere Existenz eine vollkommen neue Zeitrechnung beginnt. Man muss jetzt ganz anders anfangen und dementsprechend auch alles anders planen und zuletzt auf ein bislang ungeahntes Ende hinarbeiten.

Wie viel Wirklichkeit steckt in unseren Träumen?

Wenn unser Gedächtnis nachts aktiv wird, haben wir es also mit zwei Arten von Zukunft zu tun. In einer Phase, der Tiefschlafphase, geht es um naheliegende Ziele und die Frage, wie Abläufe für mögliche Wiederholungen nachvollziehbar und zugleich optimiert werden. In einer darauffolgenden Phase, die mit dem Traum- oder REM-Schlaf einsetzt, kümmert sich unser Traumleben um fernliegende Ziele. Alles, was uns aus dem Tagerleben kommend naheliegt, wird jetzt in einen größeren Zusammenhang gebracht. Neue Quellen tun sich im Traum auf und führen dazu, dass bislang Selbstverständliches in einer neuen Umgebung und neuen szenischen Einfassung wahrgenommen wird. Eine solche Neuinszenierung zielt grundsätzlich auf eine Verunsicherung ab. Verunsichert werden wir insofern, als wir zumindest offen sein sollen für andere Herangehensweisen an etablierte Praktiken oder eingespielte Routinen. Diese Verunsicherung kann in der Anlage bis zu einem gewissen Grad noch als spielerisch verstanden werden. Wie wir auch tagsüber ja öfter mal unsere Abläufe variieren und Dinge austauschen und dann schauen, ob es uns gefällt. Geht es aber im Traum ums Ganze, also die Frage danach, was wir zuletzt im Leben erreichen und werden wollen, dann schlägt Spiel in Ernst um, und ein Traum wird womöglich zur ersten allgemeinen Verunsicherung, die unser Leben verändern kann.

Weil die Schwelle zu solch schonungsloser Ehrlichkeit hoch sein kann, haben Träume manchmal auch didaktischen Charakter, das heißt, sie führen uns schrittweise an den Punkt, eine Grundsatzfrage zu stellen. Jeder von uns kennt folgendes Szenario: Wir sind im Traum unterwegs und haben einen Termin. Der Termin ist uns wichtig. Auf dem Weg dorthin treffen wir jemanden, die Zeit wird knapp. Dann verfahren wir uns, die Zeit wird noch knapper. Im Parkhaus werden wir plötzlich Zeuge eines Verbrechens, das wir nach dem Aufwachen als einen Tagesrest aus dem *Tatort* vom Sonntagabend identifizieren. Mit jeder Verzögerung wächst das Gefühl, nicht mehr rechtzeitig zu dem vereinbarten Termin zu kommen, am Ende steht schiere Panik. Schließlich endet der Traum damit, dass wir uns in eine seltsame Form von Resignation ergeben und auf diffuse Weise weiter überlegen, was jetzt zu tun ist. Und die Frage, die wir womöglich aus dem Traum in den Tag mitnehmen, ist die Gretchenfrage: Wollen wir das, was wir glauben, unbedingt tun zu müssen, auch wirklich? Dem Zwang, dieses oder jenes im Leben erreichen zu müssen, setzt der Traum einen anderen Zwang entgegen: sich wenigstens einmal das Unvorstellbare vorzustellen und zu schauen, was dann passiert.

Anders als es landläufige Vorstellungen nahelegen und auch die antike Traumdeutung für ausgemacht hielt, bekommen wir im Traum keine Inhalte präsentiert wie: Werde dies oder das. Der Traum erscheint vielmehr als ein Begleiter, der sich diskret in das Nichts des Tagbewusstseins verabschiedet, wenn wir uns noch einmal den Traumsequenzen zuwenden.

Wenn Genies träumen

Nach einem langen Durchlauf durch neurobiologische Funde und Einsichten sind wir damit wieder bei Freud und dem Beginn einer psychoanalytischen Traumdeutung angekommen. Träume wollen demnach, um es ganz einfach zu sagen, immer das Beste aus uns herausholen. Sie wollen uns helfen, unsere Talente und Anlagen zu erkennen und zu entfalten, sie wollen uns zu dem hinführen, was wir eigentlich sind oder zumindest sein sollten. Träume machen uns kreativ.

Freud geht nun so weit zu behaupten, dass in jedem von uns – ausnahmslos, denn wir alle können und müssen träumen – ein *Genie* steckt, tief verborgen oder für alle gut sichtbar. Er hat dieses Menschenbild natürlich nicht erfunden, er hat es vielmehr dankend übernommen aus der Dekadenzkultur des damaligen Fin de Siècle. Nietzsche und Wagner hatten schon in den 1870er Jahren von jedem Normalsterblichen verlangt, irgendwie übermenschliche Fähigkeiten an den Tag zu legen. Nur wer es schafft, sich über den Durchschnitt zu erheben, hat Anspruch darauf, in der Gesellschaft ernst genommen zu werden. Das gilt für große Unternehmer – es war ja die Epoche der großen Firmengründungen wie beispielsweise Krupp, Bosch oder Siemens – wie für Erfinder, die mit elektrischem Licht, Telefon oder dem Automobil unsere Lebenswelt entscheidend modernisierten, und schließlich auch für die Künstler, die mit immer neuen Avantgardebewegungen dem Mainstream voraus sein mussten, um etwas zu gelten.

Der Geniekult um Erfinder und Künstler hat jedoch auch

eine Kehrseite. So liberal und permissiv die Gesellschaft damals auch in allen geistigen Fragen war und jede Entwicklung zur Extravaganz begünstigte, so prüde und repressiv zeigte sie sich, wenn es um körperliche, genauer noch um sexuelle Dinge ging. Der Wilhelminismus in Deutschland wie der Viktorianismus in England sind nicht umsonst zu Synonymen für Sittenvorstellungen geworden, die sich besonders rigoros, und wie wir es heute empfinden, auch kleinbürgerlich gaben. Die Literatur von Oscar Wilde bis Fontane hatte sich mehr oder weniger vergeblich an den moralischen Schranken der Zeit abgearbeitet.

Genies haben es nach Freud nun deshalb schwer, weil man ihre Kreativität und ihren Erfindungsreichtum nicht einfach trennen kann von der Triebkraft, die hinter der Genialität steht, und das ist eben die Libido, also der Sexualtrieb. Das eine, Genialität, ist nach Freud ohne das andere, das Ausleben der Sexualität, nicht zu haben. Es ist, wie wenn man in der Dampfmaschine den Kessel abstellt und dann verlangt, dass sich die Räder dennoch munter weiterdrehen.

Hat man diese Verknüpfung von Trieb- und Schaffenskraft einmal verstanden, wird auch schnell klar, inwiefern die nächtlichen Träume dem Genie in uns allen helfen können. Sie machen nämlich möglich, was eigentlich unmöglich ist, nämlich den Sexualtrieb zur Entfaltung zu bringen in einer Gesellschaft, die dies nicht duldet – zumindest nicht jene schöpferischen Extravaganzen und Spielarten, die man zu dekadenten Zeiten für verboten und deshalb für besonders verführerisch hielt. Und so wird der Traum zu dem Ort, an dem unerlaubte Dinge doch noch geschehen können. Er wird zur Bühne, auf der sich unterdrückte Leidenschaften ausleben lassen und sich Fantasien Luft machen, ohne dass unsere bürgerliche Existenz dadurch gefährdet wird.

Freud geht sogar noch weiter, was die Vorsichtsmaßnahmen betrifft, die selbst hinter den nächtlich verschlossenen Türen der Traumgeschehnisse noch gelten müssen. Es reicht demnach nicht aus, dass wir uns sowieso nur bruchstückhaft und kurzzeitig erinnern an das, was im Traum alles möglich wird. Es muss auch noch so weitgehend verschlüsselt werden, dass wir bestenfalls noch bizarre Vorstellungen und kryptische Vorgänge vor Augen haben, wenn wir uns überhaupt erinnern. Träume benutzen demnach eine Art Geheimsprache, die für das Tagbewusstsein weitgehend unverständlich bleibt. Das Personal und die Dinge, die in unseren Träumen erscheinen, sind jedoch in diese Kodierung eingeweiht, sonst könnten die nächtlichen Fantasmen und Orgien schließlich nicht funktionieren und für die nötige Entlastung sorgen. Dinge bedeuten deshalb niemals einfach nur das, als was sie uns erscheinen. Es ist inzwischen zum Allgemeinwissen geworden: Jede Form von Öffnung steht letztendlich für eine Vagina, jedes aufrechte Ding für einen Phallus. Die symbolische Verrätselung ist nötig, damit unser moralisches Gewissen nicht beunruhigt wird von dem tollen Treiben. Der Traum, wie Freud sagt, ist der »Hüter des Schlafs«.

Wie lange sich dieses Konzept gehalten hat und wie weit man damit wissenschaftlich mitgehen kann, zeigen die jüngsten Theorien von Neurophysiologen, die mit zum Teil atemberaubenden Erklärungsansätzen aufwarten. Sie gehen mit Freud immer noch davon aus, dass die Traumbotschaften grundsätzlich verrätselt erscheinen und uns in eine Urwelt der Triebe zurückversetzen. Nur wird die fragliche Urwelt jetzt nicht mehr als die Frühphase der eigenen Kindheit angesetzt, also biographisch, sondern in gattungsgeschichtlicher Perspektive. So kommt etwa der Neurologe Jonathan Winston zu der Annahme, in unseren Träumen seien Hirnregionen aktiv, die wir mit tierischen Vorfahren teilen. Daher seien unsere Träume im Wesentlichen Bilderträume. Auch könnten wir im Traum Dinge, die jene Tiere heute noch können, mit denen wir im Traum noch auf einer evolutionären Stufe stehen: durch die Luft fliegen, unter Wasser atmen und so weiter. Wenn wir träumen, kehren wir demnach in eine Gesellschaft zurück, wie sie uns vor 150 bis 200 Millionen Jahren mit anderen Geschöpfen verband. Ähnlich sieht der Psychoanalytiker Anthony Stevens Restbestände des Unbewussten in dem Traumerbe, das auch die Abspaltung der menschlichen Linie von den Primaten vor 4 Millionen Jahren überdauert hat. Der Neuropsychologe Jaak Panksepp vermutete jüngst, unser Traumbewusstsein, wenn es sich um lebhafte Träume handelt, gehe »vielleicht aus einer ursprünglichen Form des Wachbewusstseins hervor, als Gefühle im Wettbewerb um Ressourcen mehr zählten als der Verstand. Diese alte Form des Wachbewusstseins mag während der Evolution verdrängt worden sein, damit die höhere Evolution des Gehirns voranschreiten konnte.«[25] Das heißt, wir träumen heute noch genau so, wie wir vor 2 bis 3 Millionen Jahren die Welt am Tage wahrgenommen haben.

Nach dem Zweiten Weltkrieg vereinfachten sich die Ansätze in Sachen Traumdeutung, was im Wesentlichen auf zwei Gründe zurückzuführen ist. Zum einen schienen die Nöte des unterdrückten Genies nicht mehr vordringlich, da es gesellschaftlich zuerst einmal um Fragen des Durchkommens und des Wiederaufbaus ging. Zum anderen kam spätestens in den 1960er Jahren die Computerkultur auf. Die Analogie von Rechenmaschine und menschlichem Geist (oder auch schon des Gehirns) lag nahe. Und die Frage, wie Computer träumen, war schnell beantwortet: gar nicht.

Der schon erwähnte Allan Hobson hat sich in den 1970er Jahren einen Namen gemacht mit der nun naheliegenden These, unsere Träume bedeuteten einfach überhaupt nichts mehr, sie seien nur das Nebenprodukt wild vor sich hin feuernder Neurone. Solche finden sich im oberen Hirnstamm, und ihre Signale lösen im übrigen Hirn einfach nur irgendetwas aus. Wir versuchen demnach vergeblich, uns nach dem Aufwachen darauf einen Reim zu machen.[26]

Man kann aber auch versuchen, der Computeranalogie etwas Positives abzugewinnen. Im Schlaf geht dann einfach die Datenverarbeitung vom Tag noch ein Stück weiter. Dem Psychiater Stanley Palombo zufolge erleben wir im Traum, wie Neuerlebtes schematisch mit Alterlebtem abgeglichen wird, so lange, bis es dabei eine Übereinstimmung gibt. Scheitern wir auch nach wiederholten Versuchen, ist das der Grund, warum wir aufwachen. Sinngemäß muss dann im Tagbewusstsein nachgebessert werden, damit das nächtliche Einspeisen in die Feedbackschleife des Träumens wieder greift.[27] In den folgenden Nächten kommt es dann zu Korrekturträumen.

Noch radikaler ist die Ansicht, es gehe im Traum nur noch darum, überflüssige Daten nachts wieder loszuwerden. So ungefähr urteilten der Medizin-Nobelpreisträger Francis Crick und Graeme Mitchison in den 1980er Jahren.[28] Falsche Assoziationspfade in der Hirnrinde würden rückgängig gemacht. Der Traum schafft demnach Platz auf der Festplatte, damit der Prozessor am Tag nicht überlastet wird. Später präzisierten Crick und Mitchison ihre These und fanden, nur die seltsamen und bizarren Träume erfüllten diese Löschfunktion.[29] Wir folgen beim Träumen demnach den Wahnvorstellungen noch ein Stück weit, um dann entschlossen auf Wegschalten zu drücken, anders gesagt: Das Träumen gleicht dem nächtlichen Treiben der Penelope in Homers *Ilias*. Zieht sie doch beständig das Gewebe wieder auf, das sie am Tage geknüpft hat.

Man kann so viel nun festhalten: Die klassische Traumdeutung seit Freud ist immer auf den Ausnahmefall gerichtet, also darauf, dass wir nachts nachholen, wofür am Tag kein Platz oder kein Ventil ist. Das kann man als den Abbau überschüssiger sexueller Triebenergie verstehen oder auch archaischer Wünsche aus grauer evolutionärer Vorzeit, aber auch weit nüchterner als das Löschen überflüssiger Daten, die unseren Erkenntnisapparat nur unnötig belasten. Wir wollen dagegen davon ausgehen, dass sich mit Träumen noch viel mehr anfangen lässt, und wir halten das auch für den Normalfall. Es ist also zu fragen, wie unser Gedächtnis nicht nur als der Ort erscheint, an dem wir Dinge verarbeiten – in dem negativen Sinne, dass wir uns ihrer auf irgendeine Weise nur entledigen –, sondern vielmehr als der Ort, an dem wir die Dinge so verarbeiten, dass wir noch etwas damit anfangen können. Das Gedächtnis sollte demnach als eine positive Kraft verstanden werden, die uns im Leben weiterhilft. Dabei kommt uns in den Traumdingen eine noch junge Entwicklung entgegen, die den Versuch macht, das REM-Träumen mit dem Tagbewusstsein zu verbinden. Die Rede wird sein von luziden Träumen, in denen wir in die Lage versetzt werden, das Traumgeschehen bewusst mitzugestalten. Das Phänomen ist zwar schon lange bekannt, aber zum luziden Träumen braucht man ein besonderes Talent, das nur wenige Menschen besitzen. Nun haben neurologische Forschungen eine Methode gefunden, mit der jeder zum luziden Träumer werden kann. Im folgenden Kapitel werden wir deshalb mit besonderem Interesse darauf schauen, was wir von solchen Träumen für unser Leben in Zukunft lernen können.

KAPITEL 3

Der Hochleistungstraum – oder: Wie man trainiert, ohne auch nur einen Finger krumm zu machen

Erzählungen von Träumen klingen oft wie Reiseberichte aus fernen Ländern, exotisch, seltsam und höchst erstaunlich. Und wie bei den Reiseberichten hören wir umso gespannter zu, je toller es darin zugeht, sind aber auch umso zögerlicher, der Sache wirklich Glauben zu schenken. Könnte es nicht sein, dass da jemand fantasiert, dass es nicht ganz so gewesen ist, wie wir es erzählt bekommen? Dass der Traumbericht irgendwie nur die Wünsche widerspiegelt, die der Träumer auch sonst immer hat, der Traum selbst aber womöglich etwas ganz anderes nahelegt? Wenn es uns zu bunt wird, machen wir es wie bei den Reiseberichten und stellen irgendwann die Gretchenfrage: Wurde da überhaupt Vergleichbares geträumt, so wie man den Schriftsteller Karl May irgendwann fragen musste, ob er das Land von Old Shatterhand wirklich jemals bereist hatte. Oft geht es uns selbst ja schon so, dass wir unmittelbar nach dem Aufwachen noch glauben, alles vor Augen zu haben, klar und deutlich, und noch während wir diese Feststellung treffen, mitansehen müssen, wie das im Traum Erlebte wie auf einem großen Floß in einen dichten Nebel abdriftet. Manche gehen sogar so weit und nehmen an, Träume gebe es überhaupt nur im Moment des Aufwachens, sie seien also eine momentane Einbildung, so wie wenn ich am Ausgang des Kinos mit einem Waschzettel versorgt werde, auf dem all das steht, was ich im Film gerade *nicht* erlebt habe.

Abhilfe kann nur eines schaffen: Es müsste eine Möglichkeit geben, beim Träumen live dabei zu sein. Und live bedeutet, nicht nur mithilfe von Elektroden, die von außen irgendwelche Ströme und Frequenzen messen, sondern von innen. Wir wollen mit dem Auge des Träumenden sehen, was er oder sie sieht.

Schon bei den Vorgängen im Tiefschlaf war das die Losung der Wissenschaft, und die aufgezeichneten Sequenzen von Replay und Preplay konnten als eine Art Beweis gelten, dass sich etwas tut, und noch dazu nahelegen, wie genau das aussieht, was sich da tut. Bei den REM-Träumen ist die Forschung noch nicht so weit, dass man sie in vergleichbarer Weise ausspiegeln könnte. Dafür hat man eine andere Möglichkeit gefunden, dabei zu sein – zumindest so weit, dass man nicht mehr an der Wahrhaftigkeit der Berichte zweifeln muss oder gar daran, ob wir überhaupt jemals irgendetwas authentisch geträumt und uns nicht vielmehr alles nur eingebildet haben. Wir benennen dazu einfach einen Zeugen, der bei klarem Verstand mitverfolgt, was ansonsten dem Träumenden und seiner lebhaften Fantasie vorbehalten bleibt. Und dieser Zeuge ist der Träumer selbst, mit dem Unterschied, dass nun nicht nur sein Traum-Ich in die nächtliche Handlung eingebunden ist, sondern sein Tag-Ich, also die Anwesenheit im Traum bei vollem Bewusstsein miterlebt wird. Und so wie wir per Funk mit einem Forscher korrespondieren können, der eine tiefe Höhle erkundet, zu der wir selbst keinen Zugang haben, so haben wir mit dem luziden Träumer nun einen vorgeschobenen Posten, der sich in den gewundenen Gängen unserer Träume verlieren kann, nun jedoch willentlich und bei wachem Verstand.

Wie bereits angesprochen, hat es schon immer Menschen gegeben, die von sich behaupten, solche Kunststücke vollbringen zu können. Und nichts spricht dagegen, ihnen das abzunehmen und mit ihnen zu experimentieren. Jedoch glaubt die Wissenschaft an den Erfolg von Versuchen erst dann, wenn man sie erstens nach dem Belieben des Forschers reproduzieren kann und zweitens auch noch eine Begründung dafür findet, dass das Experiment gelingt. Es muss also möglich sein, luzide Träume künstlich hervorzurufen und nicht einfach darauf zu warten, dass ein talentierter Mensch sich zufällig in einem solchen Zustand wiederfindet. Und man muss zugleich eine Theorie darüber haben, wie luzide Träume zustande kommen und was tatsächlich abläuft, wenn wir bei vollem Bewusstsein Teil unseres Traumgeschehens werden.

Beides ist jetzt gelungen, wie wir gleich schildern werden, der Neurobiologie sei Dank. Und auch darum, was man alles mit der Entsendung von Agenten in den eigenen Traum praktisch anfangen kann, hat sich die Wissenschaft gekümmert, zumindest die Sportwissenschaft. Wir werden schildern, wie man im Schlaf trainiert und dabei auf entscheidende Weise besser wird. Und schließlich gilt es noch einen Ausblick zu wagen. Was folgt ganz allgemein für unsere Art, uns im Leben zurechtzufinden, wenn wir (ein Stück weit wenigstens) Zugriff auf unsere Träume erhalten? Werden wir zu Regisseuren unserer Zukunft, so wie wir auch in die Lage versetzt werden, in unsere Träume aktiv einzugreifen? Kann der Schlaf künftig richten, was uns im Leben nicht gelingt? Werden wir vielleicht am Ende sogar bessere Menschen?

Kann man Bewusstsein im Traum künstlich hervorrufen?

Begeisterung spricht bekanntlich Bände – umso mehr, wenn sich Forscher als ausgesprochene Skeptiker zu erkennen geben. Die Psychologin Ursula Voss aus Bonn und der Psychiater Allan Hobson aus Harvard gelten nicht als Menschen, die in Träume immer schon etwas hineinlesen wollten. Voss meint bis heute, im Wesentlichen seien Träume ein bloßes Nebenprodukt von Umschaltvorgängen im Gehirn. Und doch vergleichen beide ihre Expeditionen in das Reich des Träumens mit nichts weniger als der »Mondlandung«.[1] Im Grunde fühlten sie sich wie Astronauten, die auf die Erde zurückgekehrt sind, um »ihre Geschichte zu erzählen«. Auch das Wort »Optimismus«, ja sogar »Enthusiasmus« fällt in dem Zusammenhang. Was, um Gottes willen, ist hier passiert, fragt sich der nüchterne Leser neurobiologischer Fachartikel, der seitens der Autoren bestenfalls mit einem milden Wohlwollen gegenüber zukünftigen Aussichten rechnen konnte. Vielleicht doch nur so viel, dass sich in der Tat ein neues und höchst erstaunliches Kapitel in der Schlafforschung auftut, dessen Konsequenzen für unsere Gedankenarbeit am Tag wir in ihrem ganzen Umfang noch gar nicht absehen können.

Schon seit einiger Zeit gibt es Studien, in denen Probanden befragt werden, ob und wie oft sie Phänomene der Art eines luziden Traums – oder wie man im Deutschen auch sagt, eines Klartraums – bemerkt hätten. Die Ergebnisse schwanken stark: von einem Viertel bis zu 80 Prozent der Befragten antworteten mit Ja, sie hätten schon einmal einen Klartraum erlebt. In einer neuerlichen Studie der beiden Forscher stellte sich nun heraus, dass die Fähigkeit zum Klarträumen offenbar altersabhängig ist. Bis zu 52 Prozent der Kinder und Jugendlichen zwischen 6 und 19 Jahren konnten sich an mindestens einen luziden Traum erinnern. Ab dem Alter von 16 nimmt die Häufigkeit der Klarträume entscheidend ab.[2]

Über die Gründe für eine solche Veränderung wird spekuliert. Man nimmt an, dass im jugendlichen Gehirn Umbauarbeiten stattfinden, die hauptsächlich die Ausbildung des

Stirnhirns betreffen – vor allem jenen Teil, der unser Verhalten schließlich kontrollierbar und nachvollziehbar macht und zugleich auch das erwachsene wissenschaftliche Denken befördert. Und während jener Umbauarbeiten – wir werden im Kapitel über das Altern noch einmal darauf zurückkommen, wenn es um eine Ummantelung von Nervenverbindungen geht – sei das Stirnhirn noch nicht so gut vernetzt mit anderen Hirnbereichen und daher noch in der Lage, eine Art Eigenleben im Traumschlaf zu führen, also aktiv zu sein zu einer Zeit, zu der es später deutlich herabgedimmt erscheint.

Interessant an den Erhebungen ist zudem, dass man sich in Sachen Klartraum offenbar steigern kann. Wer aufmerksam wird auf jene Zustände zwischen Wachen und Schlafen, kann sie auch öfter hervorbringen, so scheint es. Und nicht nur das. Je mehr man mit dem Phänomen vertraut wird und sich darin zurechtfindet, umso mehr Einfluss kann man offenbar gewinnen. Normalerweise berichtet nur rund ein Drittel aller Probanden, sie seien in der Lage gewesen, auf die Handlung im Traum Einfluss zu nehmen. Jüngere Teilnehmer, die also schon von Haus aus häufiger klarträumen, kamen auf über 50 Prozent. Und aus den Studien der Sportwissenschaft, auf die wir gleich noch eingehen werden, wissen wir, dass man sich ein gezieltes Manipulieren der Träume sogar vornehmen kann und damit bestimmen, was genau und auf welche besondere Weise in den Träumen trainiert werden soll.

Traumberichte sind das Eine, wir aber wollen ja unmittelbar dabei sein, also unsere Erfahrung aus erster Hand gewinnen. Dazu braucht es eine Kommunikation mit dem Träumenden im Augenblick des Klarträumens selbst – woher sollen wir sonst wissen, dass er wirklich klar denkt, obwohl er noch träumt?

Seit längerem gibt es ein gut etabliertes Verfahren, mit dessen Hilfe dies gelingt. Vermutlich haben Zuschauer der Fernsehserie *Dr. House* oder Vergleichbarem schon einmal davon gehört, findet es doch beispielsweise auch bei Menschen mit dem sogenannten Locked-in-Syndrom Anwendung.[3] Wenn alle Körperfunktionen wie gelähmt erscheinen – und das ist im REM-Schlaf der Fall, zumindest wird eine gezielte und aktive Ansteuerung der Gliedmaßen unterbunden –, bleibt (neben der Atmung) doch eine Bewegungsform davon ausgenommen: die Steuerung der Augen. Und so hat man einfache Zeichen vereinbart zwischen dem Experimentator und dem klarträumenden Schläfer, die anzeigen, ob Bewusstsein vorhanden ist. Die Augen werden dazu zwei Mal hintereinander von links nach rechts bewegt. Mit diesem doppelten Augenrollen soll verhindert werden, dass das Zeichen mit dem Rapid-Eye-Movement verwechselt wird oder mit jenen sporadischen Bewegungen, die auf Signale aus dem Hirnstamm zurückgehen (*Saccadic-Eye-Movement*). Zwei Mal bei geschlossenen Lidern von links nach rechts schauen, das sind also, wenn man so will, die Klopfzeichen, die aus dem Stollen unserer Träume nach außen gesandt werden können. Es wird damit zu verstehen gegeben, dass man bereit ist und verstanden hat, was der Schlafforscher von einem verlangt.

Nun galt es nur noch, eine Methode zu finden, um die Klarträume nicht wie glückliche und seltene Einzelfunde aussehen zu lassen – so wie zwischen viel Erdreich auch einmal ein Diamant beim Graben im Stollen aufblitzt. Man musste sie generieren, also verlässlich heraufbeschwören, am Ende sogar vielleicht eine kausale Verbindung herstellen können zwischen einem bestimmten experimentellen Input und dem Klartraum als Output. Und wie schon bei den Diamanten, um im Bild zu bleiben, hat man es einfach mit ein wenig Nachdruck versucht. Wie wir bereits aus dem vorangegangenen

Kapitel wissen, gilt als ein guter Kandidat für das Hervorbringen von Bewusstseinsphänomenen eine bestimmte Frequenz unserer Hirnströme, genauer gesagt das Band der Gamma-Wellen, das von 38 bis 90 Hertz reichen kann.

Voss und Hobson stellten nun eine einfache Hypothese auf: Wenn es stimmt, dass Bewusstsein mit dem Vorkommen dieser Gamma-Frequenzen zu tun hat, dann müsste durch ein einfaches Zuspielen solcher Gamma-Frequenzen – mit dem Ziel, das Gehirn zur Resonanz zu stimulieren – auch Bewusstsein hervorgebracht werden können, und das eben auch im REM-Schlaf, in dem die Gamma-Wellen-Aktivität normalerweise nicht sehr ausgeprägt ist. Das Zuspiel erfolgte mittels Elektroden, die mit einer Haube über dem Stirnhirn und dem Scheitellappen platziert wurden und also die Bereiche über den Augen und an den Schläfen umspannten. In der Fachsprache handelt es sich um eine *Transcranial alternating current stimulation*, kurz: tACS. Der sanfte Druck, der dabei ausgeübt wird, besteht in Stromstärken von 250 Mikroampere.[4]

Die Ergebnisse waren bedenkenswert, vielleicht zuerst nicht einmal nur deshalb, weil man wirklich herausbekam, was man erreichen wollte und deshalb auch erwartet hatte. Denn in der Tat stellte sich heraus, dass die Bereiche des Stirnhirns und des Schläfenlappens, die stimuliert wurden, das Taktangebot der Forscher annahmen und die vorgespielte Frequenz übernahmen – und, im Anschluss daran, sich bei einer Einstellung von 40 Hertz das Bewusstsein im Traum meldete. Die Sonde war also auf dem Mond gelandet und funkte zur Erde zurück, wie es die Traumberichte jener bestätigten, die nach einer solchen Stimulation geweckt wurden.

Zu denken gab auch Folgendes: Nur ganz bestimmte Frequenzen wurden von den anvisierten Gehirnregionen übernommen, bei anderen blieb eine Reaktion aus. Zu den Erfolgen beim Zuspiel von 40 Hertz kam noch einer hinzu, nämlich bei der Frequenz von 25 Hertz. Der Effekt war zwar nicht so ausgeprägt wie bei 40 Hertz, aber immer noch vergleichbar, und vor allem: Er hatte etwas ganz anderes zur Folge. Bei 40 Hertz berichteten die Probanden – die im Übrigen nicht wussten, worauf die Forscher abzielten – davon, dass sie Bewusstsein im Sinne von *insight*, also Einsicht in die eigene Lage, hatten. Sie waren sich demnach im Traum bewusst, *dass* sie träumten, und nahmen daher auch das Traumgeschehen schon aus einer anderen Perspektive wahr, nämlich nicht mehr nur aus der Binnenperspektive des Traum-Ichs, sondern aus dem Blickwinkel eines neutralen Traumbeobachters. Das Ich wirkte demnach gespalten: Es agierte einerseits noch im Traum und schaute sich andererseits beim Agieren im Traum zu.

Damit schließen wir wieder an jene Bewusstseinsphänomene an, die wir im vorangegangenen Kapitel schon kennengelernt haben und die sich spätestens in der Phase des Erwachens einstellen. Wir hatten diesen Vorgang mit einem Theatereffekt verglichen: Der Traumakteur erfährt sein Handeln plötzlich so, als ob er sich auf einer Bühne bewegt, und da er auch als Zuschauer fungiert, wird er sich nun notwendigerweise als Akteur bewusst, dass sein Handeln in einem Rollenspiel gefangen erscheint.

Nun zeigte sich aber, dass es noch einen weiteren Effekt gibt, der sich einstellt, wie schon angekündigt, wenn 25 Hertz zugespielt werden. Der Träumende konnte jetzt im Traum selbst aktiv werden, also bestimmen, wo es langgeht. In unserem Theatergleichnis bekommt der Akteur auf der Bühne also einen eigenen Willen.

Heilen durch klarträumen

Was aber fängt man an mit den ungeahnten Möglichkeiten, die sich aus der Fähigkeit des Klarträumens ergeben? Und vor allem aus der Option, den Verlauf der Traumgeschichte entscheidend mit beeinflussen zu können? Schon bevor die Versuche mit der Stromzufuhr gelangen, hatte man vielfältige Verfahren entwickelt, um die innere Bereitschaft zum Klartraum zu erhöhen. So übte man etwa am Tag und besonders vor dem Einschlafen immer wieder, gedanklich auf Distanz zu gehen zu dem Geschehen, das einem gerade vor Augen steht und die ganze Aufmerksamkeit in seinen Bann zieht – mithilfe von Videospielen, aus deren Vereinnahmung sich der Proband reflexiv lösen sollte. Andere Methoden sind älter, wie jene, durch Töne oder Düfte das Traum-Ich so weit wachzurütteln, dass es selbstbewusst im Traum agieren kann. Sie reichen sogar bis ins 19. Jahrhundert zurück.

Der Sportwissenschaftler Daniel Erlacher ist einer, der es wissen muss. Er hat den Klartraum entdeckt, um ihn für die Forschung, aber auch die Trainingsmethoden im Sport selbst nutzbar zu machen und dort sinnvoll einzusetzen. Die Erwähnung, dass man mit Klarträumen sinnvoll umgeht, ist in dem Zusammenhang sicher nicht ganz umsonst. Auf die Frage, was Menschen zuerst tun, wenn sie in die Lage versetzt werden, ihre Rolle im Traum endlich auch einmal mitzubestimmen, lautet seine Antwort: »Fliegen und Sex«[5].

Im Sport ist das luzide Träumen schon seit geraumer Zeit kein Geheimtipp mehr. Bei einer Umfrage unter Spitzensportlern aus allen möglichen Sportarten gaben von 840 Befragten immerhin 44 an, Klarträume bereits für Trainingszwecke einzusetzen. Nachvollziehbar ist dies durch eine einfache Überlegung. Viele Athleten gehen vor einem Einsatz im Wettkampf noch einmal ihr Bewegungsprogramm durch, trainieren also trocken. Diese mentalen Trockenübungen unterscheiden sich jedoch von den Traumsequenzen in einem entscheidenden Punkt: Trocken geübt wird nur so, *als ob* man trainiert, das Training im Kopf erscheint dagegen vollkommen real. Der Traum ist im Traum eben die Wirklichkeit. Die Illusion ist so perfekt, dass etwa bei Kniebeugen im Klartraum tatsächlich die Atmung schneller wird und der Puls steigt. Natürlich werden die Muskeln des Oberschenkels und des Gesäßes nicht wirklich belastet und damit trainiert, und dennoch verzeichnet Erlacher auch einen Zugewinn an effektiver Kraft. Das kann man so erklären, dass zwar einerseits kein Muskelaufbau stattfindet, andererseits aber die Koordination der Bewegungsabläufe verbessert wird. Wenn bei gleichbleibender physischer Kraft deren Einsatz optimiert wird, ist das Ergebnis eben besser. Auch sind nun Trainingsmethoden denkbar, von denen man zuvor im wörtlichen Sinne nur geträumt hat. Wir wissen beispielsweise vom Üben auf Musikinstrumenten, dass wir die besten Erfolge erzielen, wenn wir langsam üben. Sitzt die Technik im Kriechgang einmal perfekt, wird auch die Ausführung im vorgesehenen Tempo irgendwann möglich werden. Man versuche aber dieselbe Lerntechnik einmal im Hochsprung! Das Schöne am Klartraumtraining ist: Es geht. Eine Sequenz wird einfach in Zeitlupe durchlaufen, etwa so, als würden die Übungen auf dem Mond stattfinden.

Aber nicht nur beim physischen Training offenbart das Klarträumen unschätzbare Vorteile, auch wenn es um unsere Psyche geht, scheint manches mit seiner Hilfe einfacher zu handhaben. Man hofft, Fehlentwicklungen besser in den Griff zu bekommen, am besten in einer Phase, in der sie noch im Entstehen begriffen sind. Das gilt ganz besonders für Ängste und Vorstellungen von Furcht, die Phänomene wie immer wiederkehrende Albträume hervorrufen. Das Problem besteht grundsätzlich darin, dass durch eine zwanghafte Wiederholung der bedrückenden Sequenzen eben diese nur weiter verfestigt und verstärkt werden, aber gerade nicht abgebaut, wie es für unser psychisches Wohl so wichtig wäre. Über die genaueren Zusammenhänge berichten wir im Kapitel über das Gedächtnis der Gefühle. Gelingt es nun, den sich selbst verstärkenden Mechanismus anzuhalten und die Furchtschleife zudem aufzubinden, wird ein Weg zu einer Therapie aufgetan.

Man versucht Vergleichbares schon am Tag zu erreichen. Dabei geht es darum, sich die nächtlichen Albträume bewusst vor Augen zu führen und gezielt die Geschichte durchzugehen, jedoch so, dass am Ende ein guter Ausgang zu erwarten ist. Irgendwann, so die Hoffnung, stimmt auch das Traum-Ich in die neue Wendung der Dinge ein, und man verliert mit der Zeit die dazugehörigen Angstvorstellungen. Im Klartraum versucht man nun, das Verfahren vor Ort zu wiederholen und damit direkt am Schmerzpunkt zu praktizieren. Wo sich im Unbewussten die Dinge so unschön aneinanderreihen, sollen sie gleich wieder auseinandergenommen werden. Analog zu diesem Verfahren will man auch mit ängstlichen Stimmungen am Tag umgehen. Wer sich vor einem Auftritt fürchtet – und beispielsweise von Lampenfieber geplagt wird –, dem soll auf unsere neue Weise geholfen werden. Man übt im Traum und praktiziert erfolgreich, was in Wirklichkeit nicht störungsfrei vonstatten geht. Der Angst des Torwarts vor dem Elfmeter könnte damit ebenso vorgebeugt werden wie dem Zittern von Pianistenhänden vor einem Klavierabend.

Können wir im Traum eine neue Lebensperspektive gewinnen?

Wenn man so will, sind das aber alles noch Erstanwendungen der neuen Eingriffsmöglichkeiten. Denn wir verbessern einerseits unsere Körpertechniken – das geschieht auf andere Art und Weise auch im Tiefschlaf – und reparieren andererseits Störungen im emotionalen Bereich. Im Grunde hilft uns das Klarträumen also bestenfalls und zuerst einmal nur darin, den Alltag besser zu bewältigen. Das, was wir immer schon getan haben, sollen wir auch weiterhin so tun können, möglichst reibungslos und störungsfrei, vielleicht noch ein bisschen besser. All dies ist zweifellos wichtig, und wer beim Training nicht mehr weiterkommt oder wem vor Publikum die Nerven flattern, wird dankbar sein für eine Hilfe, die ihm oder ihr im Traum beigebracht werden kann.

Für die Frage aber, die wir uns im Zusammenhang mit unserem Gedächtnis stellen, ist uns damit noch nicht wirklich weitergeholfen. Denn unser Gedächtnis zielt ja durchaus über Alltagsdinge hinaus, wenn wir denn recht haben mit der Grundthese unseres neuen Ansatzes. Wir erwarten, dass wir eine Perspektive auf unser Leben geboten bekommen, die wir im Klein-Klein unserer Alltagsgeschäfte so nicht vor Augen haben.

Eine solche Aussicht geben am Ende ihrer Überlegungen auch unsere beiden Autoren Voss und Hobson. Sie fragen nach, was denn spezifisch menschlich ist an der Fähigkeit, auf unser eigenes Ich im Traum zu reflektieren und dieses sogar zu kontrollieren. Und sie überlegen, ob sich der Mensch nicht eben dadurch vom Tier unterscheidet, dass er die Dinge nicht einfach als gegeben hinnehmen muss, sondern eine Haltung entwickelt – eine Haltung, die auf Distanz geht und damit die

Möglichkeit eröffnet, das eigene Tun noch einmal zu überdenken und in einen größeren Zusammenhang zu stellen. In den Worten von Voss und Hobson verfügt der Mensch dann über eine *Secondary consciousness,*[6] und eben jenes Sekundär-Bewusstsein müsse man den Tieren absprechen. Allerdings ist nicht zu beweisen, dass sie ein solches nicht besitzen. Und auch nicht, dass Tiere nicht klarträumen können. Leider könne man sie nicht befragen – könnten sie antworten, hätte sich die Frage schon erledigt. Denn mit Sprachfähigkeit verbinden Voss und Hobson eben auch die Begabung, abstrakt zu denken und der Welt mit der nötigen theoretischen Distanz zu begegnen.

Voss und Hobson folgen damit einer langen Tradition der Anthropologie, die bis in die 1920er und 30er Jahre zurückreicht. Anthropologie versteht sich zu dieser Zeit als genau jene wissenschaftliche Disziplin, die das Wesen des Menschen im Unterschied zu den Tieren festlegt. Schon Friedrich Nietzsche hatte gefunden, die Tiere seien an den »Pflock des Augenblicks«[7] gebunden und deshalb nicht fähig, wirklich menschlich zu werden. In ihrem Leben drehe sich alles immer um dasselbe: die Suche nach Nahrung und Fortpflanzung, und darüber ließe sich nicht verhandeln. Helmuth Plessner knüpft an den Gedanken an und definiert das Menschliche als seine »Exzentrizität«.[8] Exzentrisch sind Menschen nach Plessner nicht deshalb, weil sie zuweilen etwas extravagant auftreten, sondern in einem viel grundsätzlicheren Sinn, entfernen sie sich doch aus der Mitte oder dem Zentrum, in das sie von Natur aus gestellt sind, solange sie sich in ihre Umwelt einpassen. Zumindest gedanklich soll ihnen das gelingen, sie müssen also verstehen, dass sie im Prinzip immer auch ganz anders könnten, wenn sie es wollten. Martin Heidegger geht noch einen Schritt weiter. Er fordert von uns »Entschlossenheit«.[9] Wir sollen uns aufraffen, beherzt aus den Gleisen unserer gewohnten Umgebung herausspringen und unseren gesellschaftlichen Routinen den Rücken kehren. Wohin die Reise gehen soll, darüber sagt die Philosophie nach Heidegger aber besser nichts. Menschlichkeit ist also noch ein rein theoretisches oder gedankliches Unternehmen, selbst dort, wo sie sich vom Wesen der Tiere durch die Aussicht auf eine besondere Aktivität unterscheidet.

Der Primatenforscher Volker Sommer führt schon seit langem einen Kampf gegen Vorurteile gegenüber Menschenaffen und argumentiert, dass wir uns oft ziemlich überschätzen, wenn wir uns solchen Tieren überlegen fühlen. Und Sommer geht auch davon aus, dass wir vorschnell sind, wenn wir Schimpansen so etwas wie eine Theory of Mind absprechen.[10] Ein Schimpanse sei durchaus in der Lage, sich in fremde Gemütszustände gedanklich hineinzuversetzen. Er könne durchaus wissen, dass ich etwas weiß, und womöglich auch, dass ich weiß, dass er weiß, dass ich etwas weiß. Um herauszufinden, ob das möglich ist, hat man raffinierte Experimente angestellt, bei denen Futter versteckt wurde im Beisein eines Schimpansen. Kamen andere Artgenossen hinzu, tat der Affe, der von dem Versteck wusste, so als wisse er nichts – gegenüber den anderen Schimpansen. Er versuchte sogar, sie zu täuschen, indem er sich konsequent von dem Versteck wegbewegte und seine Blicke in Bezug auf das Versteck und seine Futterkonkurrenten kontrollierte.[11]

Aber wir benötigen vielleicht nicht einmal einen Nachweis darüber, dass Tiere womöglich sehr viel mehr können, als wir ihnen mit unseren ausgefeilten Theorien zutrauen. Schon unsere Lebenserfahrung reicht aus, um einzusehen, dass Menschlichkeit mehr verlangt als die bloße Bereitschaft, den Umkreis des Gewohnten zu verlassen, exzentrisch in einem existenziellen Sinn zu werden und sich entschlossen die Möglichkeit offenzuhalten, künftig alles anders zu machen. Es braucht auch noch ein Konzept dahingehend, was man mit einer bloßen Freiheit im Geiste anfangen will. Wir benötigen Ziele und konkrete Vorstellungen von dem, was nun werden soll. Denn, das ist uns allen klar, der Entschluss, alles endlich anders zu machen, ist gut, wichtiger aber ist, ob daraus etwas folgt, und noch wichtiger ist es, was am Ende daraus wird. Die Frage nach der Menschlichkeit und damit auch der Qualität unseres Daseins wollen wir ja nicht im Ungefähr von Stimmungslagen und noch unbestimmter Vorhaben festmachen. Wir wollen sehen, ob das neue Lebensprojekt tatsächlich greift und ob es zuletzt den Standards gerecht wird, die wir für ein gutes und gelungenes Leben im Allgemeinen ansetzen.

Wie wir im Traum bessere Menschen werden

Nach dieser Exkursion in die Anthropologie zurück zum Klartraum und genauer noch zu dem Auftritt, den nun das klardenkende Ich im Traum bekommen soll. Genau jener Auftritt ist es nämlich, der uns in die Lage versetzt, die Zukunftsaussichten im Traum besser zu verstehen. Wir erinnern uns: Bei 25 Hertz beginnt der REM-Träumer nicht nur klarzuträumen, sondern unter Umständen auch noch Einfluss auf seinen Traum zu gewinnen, es kann also sein, dass er den Plot einer Geschichte nun mitgestaltet. Das kann man sich den Traumberichten zufolge in verschiedenen Ausführungen oder Graden vorstellen. Zum einen scheint es möglich, innerhalb einer gegebenen Kulisse den einzuschlagenden Weg des Traum-Ichs zu dirigieren: Bin ich gerade eine Strecke abgeschritten, kann ich sie willentlich wieder zurückgehen. Eine andere Möglichkeit besteht darin, die ganze Geschichte, also auch die Kulissen um das Traum-Ich herum, zu beeinflussen und auf ein bestimmtes Ende hin umzuschreiben. Noch weiter geht die Übernahme der Regie, wenn es dem Träumer mittels aktiver Einflussnahme gelingt, seine Mitspieler gezielt zum Sprechen zu bringen. Dies oder jenes wollte man diese Person immer schon einmal fragen. Was sagt der eben verstorbene Vater im Film *Inception* zu seinem sinnsuchenden Sohn? Und die letzte Steigerung an Eingriffsmöglichkeiten in die Traumregie besteht schließlich darin, das eigene Traum-Ich zu befragen und zu Aussagen zu bewegen, wie es denn um einen selbst steht und wie es weitergehen soll.

Aber der Reihe nach, wir fangen wieder bei den körperlichen Dingen an. Die Fähigkeit, Wegstrecken im Traum bewusst abzugehen, wieder zurückzugehen oder sie noch einmal abzulaufen, reicht offenbar schon aus, um mit ihr auch anspruchsvollere Ziele zu verbinden. Klarträumende Athleten, die tagsüber auf ein ganz bestimmtes Trainingsprogramm vorbereitet wurden, spulten dieses dann frühmorgens im Traum nach Wunsch und Belieben wieder ab. Dabei handelt es sich, den jeweiligen Anforderungen entsprechend, um sehr komplexe Abfolgen. Ein Bodenturner etwa berichtet davon, dass er seine ganze Kür in allen Einzelheiten durchgegangen war.[12]

Auf der Erzählebene – also dann, wenn es um das Umschreiben einer Traumgeschichte geht – hat Hollywood inzwischen eigene Maßstäbe gesetzt. Der Film *Inception* kann auch hier noch einmal als Beispiel dafür herhalten, worauf es hinausläuft, wenn der Plot des Lebens neu konfiguriert wird, vor allem dann, wenn noch dazu Fragen der Existenz und der Moral ins Spiel kommen. Wie es in der amerikanischen Filmliteratur üblich ist, rechnet der Autor grundsätzlich damit, dass der Mensch eine *second chance*, also eine zweite Chance im Leben, verdient und auch bekommt. Zuerst läuft etwas gründlich schief, man hat sich verrannt, die Umstände waren nicht günstig, man hat den richtigen Moment zur Tat verpasst und so weiter. Und dann gibt es die Option, noch einmal ganz neu und wieder von vorn anzufangen. Das geschieht oft sehr plötzlich und für unseren europäisch (kontinental) geschulten Blick auch ein wenig unvorbereitet. Am meisten sticht uns das womöglich ins Auge, wenn ein Paar – von dem wir wissen, dass es zusammenfindet, das Filmplakat hat es uns schon verraten – beim ersten Kennenlernen zielsicher aneinandergerät und wir uns besorgt fragen, wie der Plot aus einem solchen Beginn jemals wieder herausfinden soll. Es geschieht dann auch meistens auf wundersame Weise und einfach dadurch, dass er zu ihr oder sie zu ihm sagt, sinngemäß: »Das war jetzt ein schlechter Start, lassen Sie uns noch mal ganz von vorn anfangen. Ich heiße so und so.« Und wundersam ist dabei natürlich, dass das funktioniert. Gerade noch haben sich beide ungeheuerliche Sachen an den Kopf geworfen, und jetzt wird einfach die ganze Tafel leergewischt.

Im Hintergrund solchen Zutrauens auf die Kraft eines Neuanfangs stehen zuletzt religiöse Motive, genauer gesagt protestantisch-christliche Annahmen darüber, wie der sinnsuchende Mensch schließlich seinen Platz in der Welt findet. Gott hat demnach schon alles vorentschieden, was unseren weiteren Lebensweg betrifft. Er hat also einen Plan, genauer gesagt einen Heilsplan. Nur können wir diesen aus unserer endlichen Perspektive nicht einsehen. Wir sind darauf angewiesen, durch Versuch und Irrtum herauszufinden, wie es

Gott mit uns gemeint hat. Die Wahl des Berufs kann dabei als ein Prüfstein gelten. Denn Beruf hat aus protestantischer Sicht etwas mit Berufung zu tun. Wer sich hier im Leben bewährt, hat Aussichten darauf, auch im Jenseits zum Ort seiner Wahl vorgelassen zu werden.

Im Film *Inception* erscheint vor diesem kulturellen Hintergrund dann auch der Ratschlag des verstorbenen Vaters im Traum wie eine Art vorauseilendes Gottesurteil. Nicht diese Profession und den leichten Weg der Erbschaft soll der Sohn wählen, sondern den harten Weg, der bedingt, dass er noch einmal ganz von vorn anfangen muss, damit aber zugleich eine Stelle und Stellung im Leben findet, die für ihn vorgesehen ist. Mit dem resoluten Ausschlagen des Erbes wird er also zugleich auch ein besserer Mensch.

Wer mit solchen Vorstellungen groß wird, kann in seinen Träumen somit eine sehr bestimmt gemeinte Auskunft bekommen. Es geht zuerst also darum, überhaupt eine zweite Chance zu bekommen, und dann darum, sie auch noch zu nutzen. Und es würde uns nicht wundern, wenn mancher Leser nun womöglich an eigene Entscheidungsprozesse erinnert wird, die für sein weiteres Fortkommen wichtig waren, und vielleicht noch in Erinnerung hat, dass in solchen Zeiten die Träume gerne intensiv werden. Das Gedächtnis und seine Grundlagenarbeit an unserer Biographie sind hier gefordert, und es kommt offenbar nur darauf an, diese Vorgänge gebührend ernst zu nehmen. Ein Stück weit übernehmen wir also durchaus die Regie über unsere Zukunft, wenn es uns gelingt, uns wie ein Regisseur in unseren Träumen zurechtzufinden.

Noch eine letzte Überlegung gilt es anzuschließen, und mit ihr endet auch schon dieses Kapitel. Es hat den Anschein, als ob der moralische Ratschlag im Traum etwas unvorbereitet und abrupt kommt. Nicht umsonst lebt ja auch der Film *Inception* davon, dass der gute Rat im Traum eben nicht ein Produkt der eigenen Psyche des Träumers ist, sondern nichts anderem als der Manipulation eines fremden Regisseurs geschuldet. Es ist nicht die Lösung für den Erben, die das Leben und seine besonderen Umstände nahelegen, sondern einzig für die ökonomischen Schwierigkeiten, in denen sich im Film der Konkurrent des Vaters und seine Helfer befinden und in der Wirklichkeit die Filmemacher, die das ausgegebene Geld natürlich wieder einspielen wollen. Inception heißt, einen Neuanfang zu machen, und hat somit auch mit *deception* zu tun, also womöglich einer Täuschung zu erliegen.

Neuanfänge bergen ganz grundsätzlich ein Risiko, weil man sich auf unbekanntes Terrain vorwagt. Es gibt noch nichts im Leben, was einen von alleine in die Richtung geführt hätte, die man nun einschlagen will. Man hat also noch keine Vorarbeit geleistet und weiß nicht, was einen erwartet – und vor allem nicht, ob man auch Erfolg haben wird. Die gute Idee, es einmal ganz anders zu versuchen und sein altes Leben hinter sich zu lassen, könnte sich am Ende auch als Irrweg erweisen. Unsere Träume spielen solche Szenarien zuweilen durch, indem sie uns spektakulär scheitern lassen. Und wiederholen sich solche Erfahrungen, kommt es einem vor, als befände man sich als Akteur in einem Video-Spiel, an dessen Ende immer wieder nur die Botschaft aufleuchtet: *game over*. Träume mahnen uns also hin und wieder, noch einmal zu überdenken, wie wir neue Entwürfe mit schon bestehenden Ansätzen oder nachweisbaren Talenten in Verbindung bringen. Denn das wird nötig sein, damit unsere Existenz, je länger wir leben, nicht einfach in Episoden zerfällt, die am Ende gar nichts miteinander zu tun haben. Und wir im Rückblick den Eindruck haben, ein Kaleidoskop zu drehen, jedes Mal, wenn wir mit einer Unternehmung wieder neu ansetzen. Und die Frage nach der Einheit und dem, was wir eigentlich wollten auf dieser Welt, unbeantwortet bleibt.

Es ist ein Wunsch, der uns vielleicht immer drängender überkommt, je älter wir werden. Zumindest sieht das unser Konzept einer Autobiographie so vor. Einer Biographie also, die klarmacht: So verschieden die Berichte vom Leben auch am Ende aussehen mögen, es ist immer noch eine Persönlichkeit, *ein* Ich, das im Rückblick auf das Leben sich darin selbst wiedererkennt. Das Selbst folgt zuletzt einer erzähltechnischen Wendung. Es ist so gesehen nichts anderes als der durchgehende rote Faden, der alle Episoden und Fährnisse, alle Schicksalsschläge und Entscheidungen und zuletzt auch den ganzen Leerlauf und die viele vertane Zeit in unserem kurzen Erdenleben notdürftig zusammenbindet. Wenn das Leben schon nicht mehr geradlinig verläuft, gibt es doch wenigstens noch Momente, in denen eine Zielführung erkennbar bleibt. Die Geisteswissenschaft spricht von Resten einer Teleologie, also einer Orientierung auf ein Ende hin, die zumindest unterschwellig mitzudenken ist.

Nicht ganz so abstrakt hat sich einmal der Literaturkritiker Marcel Reich-Ranicki zu diesem Thema geäußert, mit einem eher derben Scherz – er war sich freilich nicht zu schade, ihn in seinem Fernsehquartett und dabei nicht ganz ohne einen Anflug von Sündenstolz von sich zu geben. Als eine literarische Weisheit des Romanciers gelte demnach: »Man kann nicht mit allen Frauen schlafen«, nun folgte eine dramatische Pause, um die Pointe vorzubereiten: »Aber man muss es versuchen!« Der Ausspruch stammt ursprünglich von dem italienischen Chansonnier Adriano Celentano, vermutlich sind die wahren Quellen aber noch tiefer in einer hierfür zuständigen Volksweisheit zu suchen. Wenigstens das Selbstbild des Frauenhelden muss intakt bleiben, auch wenn es nur im vielfachen oder sogar dauerhaften Scheitern seine Konturen findet. Auch darin kann man sich schließlich wiedererkennen.

Damit kehren wir vom Reich der Träume zurück in das Leben. Denn eine so weit ausholende Aufgabe kann nicht allein in den frühen Morgenstunden und beinahe nebenbei bewältigt werden. Es braucht dazu schon unsere ganze Aufmerksamkeit, und wir müssen uns fragen, was es mit unseren Tag- und Nachtträumen auf sich hat. Es gilt Entscheidungen zu treffen, bei klarem Bewusstsein, die uns zuvor nur mehr oder weniger nahegelegt wurden, und wir können den Dingen im Leben eine Richtung geben, die uns von der stillen Zuarbeit unseres Gedächtnisses nur angedeutet wurde. Was mit leichtem Bleistiftstrich vorgezeichnet ist, können wir nun mit dicker Tinte überschreiben.

Was aber geschieht, wenn sich unser Wachbewusstsein am Ende *gegen* die klugen Ratschläge und guten Zusprüche unserer Gedächtnisbotschaften entscheidet? Was passiert, wenn wir sogar aktiv gegen den Strich zeichnen oder konsequent übermalen, was uns durch eine umsichtige Einschätzung und Überlegung seitens unseres Gedächtnisses vorgezeichnet wird? Versuchen wir, die Frage gleich noch weiter zuzuspitzen: Kann ich mich schließlich sogar entschließen, dass etwas, was ich selbst erlebt habe und von dem ich genau weiß, wie es gewesen ist, doch nicht so gewesen sein soll? Kann ich das Gedächtnis dazu bringen, nicht mehr der Wahrheit zu folgen, sondern dem Wunsch als dem Vater des Gedankens? Lässt sich das eigene Gedächtnis also bewusst manipulieren, absichtlich verfälschen, vielleicht sogar mit krimineller Energie zum Zeugen der Unwahrheit machen? Wir werden der Frage am Beispiel eines Falles nachgehen. Und wir tun das dort, wo es wirklich um etwas geht: vor Gericht.

KAPITEL 4

Einbildung und falsche Erinnerung – oder: Kann unser Gedächtnis uns aufrichtig täuschen?

Wir sind Zuschauer in einem Vergewaltigungsprozess. Soeben wird das mutmaßliche Opfer befragt. Was genau ist passiert? Wie ging der Täter vor? Welche äußeren Umstände haben die Tat begleitet? Hat es geregnet in besagter Winternacht? Warum hat keiner der Nachbarn etwas mitbekommen? Wie kommt es, dass sich die Frau zuvor schon einmal selbst Quetschungen zugefügt hat und dann mit Fotos dokumentiert, wie sich die Blutergüsse in der Folgezeit entwickelten? Und dies gerade an jenen Körperstellen, die auch nun, nach der Vergewaltigung, betroffen waren? Ob sie die Schilderung des Tathergangs bitte noch einmal wiederholen könnte. Und bitte, ohne die Details auszulassen.

Dem vermeintlichen Opfer ist während der Anhörung die Betroffenheit anzusehen. Die Frau beantwortet die Fragen, bricht dann plötzlich in Tränen aus. Die Befragung wird beendet. Der mutmaßliche Täter schaut dem Geschehen mehr oder weniger fassungslos zu. Schließlich lehnt er sich zum Verteidiger an seiner Seite und flüstert ihm mit Entsetzen im Gesicht einige kurze Sätze ins Ohr. Ein Zuschauer, des Lippenlesens halbwegs mächtig, will verstanden haben, was er sagte: »Das ist komplett erfunden! Unglaublich! Wie kann sie nur – wie ist das möglich? Auch nur den Anschein zu erwecken, als sei das alles wirklich passiert! Sie kann doch nicht allen Ernstes glauben, was sie da sagt? So etwas kann man sich um Gottes willen doch nicht einbilden!!«

Wir wissen bis heute nicht, was sich in jener Nacht tatsächlich ereignet hat, unabhängige Zeugen gibt es nicht, und die Indizien reichten ganz offenbar nicht aus, um die Ereignisse von damals auch nur annähernd zu klären. Der Mann wurde freigesprochen, der Maxime folgend: *in dubio pro reo*, im Zweifel für den Angeklagten.

Doch es bleibt die bange Frage des Beschuldigten, die über den Prozess weit hinausreicht: Kann man sich derart dramatische Ereignisse wirklich und wahrhaftig nur einbilden? Muss man nicht eher annehmen, dass die Frau entweder recht hat oder aber einfach lügt? Ist es möglich, eine Erinnerung an etwas derart Einschneidendes zu haben, auch wenn es in Wirklichkeit gar nicht passiert ist? Kann man etwa durch bloßes Wollen so weit kommen, eine bloße Fantasie für bare Münze zu nehmen? Man fragt sich, ob nicht wenigstens ein latenter, aber immer präsenter Zweifel bestehen bleiben müsste, dass man sich seine Wirklichkeit zurechtgelogen hat.

Wenn das Gedächtnis versagt

Worum es hier geht, gehört zum großen Thema der sogenannten *falschen Erinnerungen.*[1] Dazu wurde bereits viel geforscht und geschrieben. Dabei ging man meistens davon aus, dass wir falsche Erinnerungen unbedingt verhindern wollen, dass es sich dabei um Schnitzer des Gedächtnisses handelt, die es zu vermeiden gilt. Unsere Frage zielt aber in die entgegengesetzte Richtung. Wir wollen nicht wissen, wie falsche Erinnerungen zustande kommen, um sie zu vermeiden, sondern ob und wie es möglich ist, sie willentlich heraufzubeschwören. Erneut wollen wir annehmen, dass unser Gedächtnis zu weit mehr in der Lage ist, als nur ein Ort der Aufbewahrung für vergangene Wahrnehmungen zu sein, und sehen wieder, wie das Gedächtnis in die Zukunft schaut und dabei höchst kreativ sein kann. Es arrangiert und gruppiert um, sondiert und interpretiert und bereitet so den Boden für künftige Entwicklungen, wie sie unsere Biographien prägen. Wir trauen dem Gedächtnis also abermals eine gewisse Genialität zu, wenn es mit biographischen Inhalten umgeht und nicht einfach nur buchhalterisch ablegt, was ihm am Tag an Eingaben ins Körbchen kommt. Damit nähern wir uns allerdings einem Aspekt seiner Genialität, der nicht mehr nur positiv zu bewerten ist. Bislang haben wir das Gedächtnis als eine Art Ratgeber kennengelernt, der uns zu nichts weniger als zu Lebenskünstlern macht. Nun aber gerät es unter Verdacht. Könnte es sein, dass unser Genie käuflich ist? Kann es gelingen, es willentlich zu korrumpieren und schließlich aus wahr falsch zu machen?

Zunächst zum rein technischen Versagen. Es reicht dabei aus, das Gedächtnis noch einmal als einen Speicher anzusehen, um nachzuvollziehen, wie falsche Erinnerungen zustande kommen. Im Grunde muss man nämlich nur den Verfahrensfehlern nachspüren. Diese können in drei Phasen auftreten: beim Einspeichern oder dem Enkodieren, wie es die Computermetapher vorsieht, dann während der Aufbewahrung und schließlich beim Wiederabruf. Eine große Anfälligkeit für Fehler findet sich bereits im Moment der Eingabe einer Information. Schon die Zuordnung einer Wahrnehmung zu dem dazugehörigen Konzept kann sich dabei als schwierig erweisen. Jemand versteht nicht genau, was er vor sich hat, und dementsprechend ungenau und fehlerhaft erscheint in einem Gedächtnistest auch die Erinnerung daran – aus dem einfachen Grund, weil der Fehler grundsätzlich schon da war, bevor er im Test später als solcher erkannt, und durch das Prozedere von Einlesen und Auslesen der Erinnerung natürlich auch nicht besser wurde. Wem es generell schwerfällt, die richtigen Konzepte zu finden, hat auch mit dem Gedächtnis in der Regel mehr Schwierigkeiten. Untersuchungen haben gezeigt, dass ein niedriger Intelligenzquotient das Risiko grundsätzlich erhöht, in der Erinnerung falschzuliegen.[2] Ebenso zeigten Patienten mit einer Schädigung des Stirnhirns solche Anfälligkeiten.[3]

Das nächste Problem bei der Einspeisung von Information tritt durch den Umstand auf, dass unsere Aufmerksamkeit Grenzen hat. Wir können immer nur eine limitierte Anzahl von Dingen gleichzeitig wahrnehmen und bewusst damit umgehen. Wie wir schon gesehen haben, hängt es offenbar mit Frequenzverhältnissen im Hippocampus und dessen weiterer Umgebung zusammen, dass nur fünf bis neun Konzepte zugleich behandelt werden können. Das kann zum Nachteil werden, spätestens dann, wenn das Bild komplex ist und uns die Informationen dicht gedrängt entgegenkommen. Es gibt dann eine Vielzahl an Details, die uns notwendigerweise entgehen, weil unser Fassungsvermögen nicht ausreicht. Wir sprechen in diesem Zusammenhang auch von dem Nadelöhr Arbeitsgedächtnis.

Verstärkt wird der Effekt, wenn es unserem Arbeitsgedächtnis noch einmal schwerer gemacht wird, seinen Job zu tun. Das ist besonders dann der Fall, wenn wir in Stress geraten. Stress hat damit zu tun, dass Neuromodulatoren und Hormone vermehrt ausgeschüttet werden. Besonders nennenswert sind die Glucocorticoide und ihre Effekte im Gehirn. Zunächst einmal wird durch sie die Effizienz von Synapsen gesteigert. Das führt dazu, dass sich Stressmomente besonders gut in das Gedächtnis einprägen. Dasselbe Hormon führt aber auch dazu, dass zur gleichen Zeit und danach andere Synapsen heruntergedimmt werden, und zwar solche, die mit anderen Stimuli und Inputs befasst sind. All das, was uns dann noch an Eindrücken begegnet, bleibt schlechter in Erinnerung. Und aus Erfahrung wissen wir: Je stärker der Stress, umso lebhafter die Erinnerung an das stressauslösende Moment und umso umfassender das Vergessen der unmittelbar darauffolgenden Ereignisse. Extreme Belastungen enden im Trauma, das schließlich in der Lage ist, nachfolgende Erinnerungen ganz zu unterdrücken.[4]

Falsche Erinnerungen kommen nun dadurch zustande, dass im Gedächtnis jene Lücken gefüllt werden, die bei der Wahrnehmung und ihrer Verarbeitung offen geblieben sind. Das kann man sich in der Art vorstellen, wie wir es auch bewusst tun, wenn wir im Nachhinein überlegen und versuchen, uns Dinge zusammenzureimen, die wir gerade nicht richtig oder nicht vollständig verstanden haben. Wir schauen dann zuerst, wohin das Wahrgenommene der Suchrichtung nach gehört, zu welcher Kategorie Dinge, und versuchen anschließend, die fehlenden Details aus unserer Erinnerung zu holen und einzusetzen. Das kann ganz logisch geschehen, wenn es ausgemacht ist, dass ein Gegenstand immer so und so aussieht: zum Beispiel ein bestimmtes Auto immer eine bestimmte Form hat, ein VW Käfer also immer rundlich und nicht eckig ist oder aber Gras immer grün und nie rot. Verfälscht wird die Erinnerung erst dadurch, dass ausnahmsweise einmal *nicht* gilt, was sonst immer der Fall ist: das Gras also in dem betrachteten Bild nicht grün, sondern violett war (beispielsweise in einem späten Bild von Cézanne), oder der VW Käfer durch Umbauten am Ende wie ein Kastenwagen aussah.

Die zu leistende Ergänzung kann aber auch durch ein neuerliches Einfühlen in die Situation geschehen, in der man das Fragliche hätte wahrnehmen sollen, es aber nicht getan hat. Dann stellt man sich vor, man wäre noch einmal in dieser Lage, und bildet sich lebhaft ein, was einem unter vergleichbaren Umständen sonst auch immer vor Augen steht. So werden fehlende Eindrücke durch Vergleichswahrnehmungen ersetzt, die man probehalber einfügt und dann schaut, ob sie einigermaßen passen. Vermisse ich etwa meinen Geldbeutel, versuche ich zu rekonstruieren, wohin ich ihn gelegt haben könnte, und sehe ihn dann im Geiste an allen möglichen Orten.

Schließlich kann es aber auch genügen, unserer Vorstellung freien Lauf zu lassen; dann sind es bloße Assoziationen, die an die Stelle dessen treten, was wir eigentlich hätten wahrnehmen sollen. Man spricht dabei von *Intrusionen.* Sie treten auf, wenn wir eben nicht *bewusst* mit den Lücken in unserem Gedächtnis umgehen, wenn wir uns ausmalen, wie es tatsächlich gewesen sein könnte. Unangenehm werden Intrusionen dann, wenn wir als Zeuge aufgerufen werden und uns nicht im Klaren darüber sind, wie viel Fantasie in der Beschreibung enthalten ist, die wir als Tatsachenbericht schließlich zu Protokoll geben.

Intrusionen in unserem Gedächtnis führen schließlich auch noch zu dem, was als *falsche Rekognition* bezeichnet wird. Besonders bei Ereignissen, die lange zurückliegen, neigen wir dazu, über die Ergänzung von Details noch hinauszugehen und uns ganze Szenen und Ereignisse als selbst erlebt zuzuschreiben, an die wir in Wahrheit gar keine Erinnerung mehr haben können. Kindheitsreminiszenzen beispielsweise können leicht manipuliert werden. Es genügt, dass eine Autorität (ältere Geschwister, Eltern) oder auch scheinbare Beweise wie Fotos vorgezeigt werden, um uns umzustimmen. Wir kommen gleich noch einmal darauf zurück.

Fehler können sich aber auch – wiederum technisch gesprochen – bei der Aufbewahrung von Erinnerung ergeben. So kann es sein, dass wir uns irgendwann nur noch an eine

Tatsache erinnern, aber nicht mehr daran, wie wir zu diesem Faktenwissen gekommen sind. Das nennt man dann einen Fehler bei der sogenannten Quellen-Überwachung (*Source Monitoring*). Jeder Plagiator, der trotz seines Ideendiebstahls noch reinen Gewissens ist, weiß von derart löchrigem Quellen-Gedächtnis ein trauriges Lied zu singen. Man glaubt, man sei selbst auf etwas gekommen, und hat nicht mehr im Sinn, dass man es gelesen oder gehört hat, geschweige denn, wo man es gelesen oder von wem man es gehört hat.

Und schließlich kann es vorkommen, dass auch beim Wiederabruf von Inhalten ein technisches Versagen zu beklagen ist. Wir wissen alle, wie verlassen wir uns fühlen, wenn uns ein Name oder eine Vokabel nicht mehr einfällt, von denen wir doch wissen, dass wir damit bestens vertraut sein müssten. Das nennt man in der Fachsprache *Tip-of-the-tongue*-Phänomene, wenn uns also ein Name auf der Zunge liegt, von dort aber nicht mehr weiterwill. Auch dafür gibt es neuronale Ursachen zu benennen. Etwa kann ein erhöhter Dopaminspiegel verhindern, dass wir zu einem gegebenen Bild den passenden Namen finden; wir sind dann einfach zu konzentriert auf eine Aufgabe, um gleichzeitig noch eine andere lösen zu können. Haben wir zu viel Kaffee getrunken, kann das leicht passieren, aber es geht auch schnell vorbei, wenn sich die geistige Anspannung wieder löst. Nicht *drücken* empfiehlt der Volksmund deshalb in solchen Fällen – ein wenig gleicht unsere Hirnaktivität eben auch der Verdauung.

Technisches Unvermögen oder absichtliche Verfälschung?

Technisches Versagen ist das eine, das andere aber die ungute Frage, ob am Ende nicht vielleicht doch auch Absicht ins Spiel kommen kann. Im Grunde ist diese Annahme nicht wirklich vorstellbar, zu sehr widerspricht sie allein schon unserem Bauchgefühl. Und doch müssen wir davon ausgehen, dass schon unser episodisches Gedächtnis nicht ganz sattelfest ist in dem, was es tut – zumindest verglichen mit anderen Gedächtnissorten. Manche Forscher spekulieren, das liege daran, dass unser episodisches Gedächtnis noch ein relativ junges Produkt der Evolution ist, also noch nicht wirklich ausgereift. Andere gehen noch weiter und vermuten, es habe nicht mal eine echte Funktion, wenn man die Kriterien der natürlichen Auslese zugrunde legt. Denn welchen Überlebensvorteil hat ein Lebewesen, das sich zu Zeitreisen in die eigene Vergangenheit aufmachen kann? Deutungen legen sogar nahe, das episodische Gedächtnis sei eine Maßnahme zur bloßen Verschönerung unserer Existenz.[5] Im Grunde also ein Produkt der Langeweile.

Wir wollen die Frage aber noch einmal ernsthaft betrachten, denn wie schon unser Ausgangsbeispiel zeigt, geht es doch um etwas, wenn wir unser Gedächtnis zum Zeugen aufrufen und uns darauf auch verlassen wollen. Eine bewusste, absichtliche Verfälschung des Gedächtnisses scheint dort die meisten Aussichten auf Erfolg zu haben, wo sich sowieso schon Schwachstellen auftun, und man vermutet, dass die Verfälschung wiederum an den Gedächtnislücken ansetzt.[6] Wie eben gesehen, bekommen wir schon beim Einspeisen zwangsläufig nicht alles mit, was womöglich später einmal erwähnenswert erscheinen kann. Mit der Zeit verblassen Erinnerungen auch ganz einfach, das heißt die synaptischen Verbindungen werden schwächer, die Signalstärke nimmt ab und macht die Erinnerung brüchig. Und auch beim Wiedererinnern selbst kann es sein, dass wir so fokussiert auf bestimmte Aspekte des Erinnerten sind, dass uns andere wohl noch irgendwie vor Augen stehen, aber nicht mehr über die Lippen kommen wollen. In diese Lücken kann man nun vorstoßen, wenn man eine besondere Absicht verfolgt.

Damit eine Manipulation gelingt, müssen bestimmte Grundbedingungen eingehalten werden. Dazu gehört zum einen, dass die fremden Vorstellungen, die fälschlicherweise eingesetzt werden sollen, nicht auf eigene Erfahrungen treffen, die ihnen direkt widersprechen. Haben wir eine bestimmte und noch lebhafte Erinnerung daran, was wir zu einer bestimmten Zeit an einem bestimmten Ort getan haben, hat ein Versuch, der uns einredet, zur gleichen Zeit am gleichen Ort sei etwas ganz anderes geschehen, wenig Aussicht auf Erfolg. In geringerem Maß gilt dasselbe, wenn sich bestehende Erinnerungen zeitlich mit neuen Inhalten überlappen, die ihnen in die Quere kommen. Immer noch schwierig wird es, uns zu überzeugen, wenn noch angrenzende Erinnerungen dem vorgestellten Verlauf eindeutig widersprechen.

Aber auch das, was aller bisherigen Erfahrung generell widerspricht, ist schwer zu vermitteln. Wer uns beibringen will, zwei und zwei sei fünf, wird nicht gehört. Unser Rechenzentrum im vorderen Großhirn, dort wo Aussagen auf ihre Schlüssigkeit hin überprüft werden, deaktiviert den Hippocampus in solchen Fällen ganz einfach.[7] Damit wird verhindert, dass eine sinnlose Botschaft behalten und weiter bearbeitet wird. Wie schon angesprochen, eignen sich Kindheitserfahrungen vergleichsweise gut zur Manipulation, weil die Ereignisse eben schon weit zurückliegen, die Gedächtnislücken groß sind und wir auch keine Gewissheit darüber haben, nach welchen Maßstäben wir vor so langer Zeit und mit noch kindlichem Gemüt unser Tun beurteilt haben. Wir können eben nicht mehr mit Sicherheit sagen, ob wir bereit gewesen wären, dieses oder jenes tatsächlich zu tun. Daher sind wir wohl auch schneller als sonst bereit, uns einreden zu lassen, dass wir uns selbst in der Erinnerung vertan haben, sollten wir skeptisch werden.

Sind die Grundvoraussetzungen erfüllt, folgt der Einbau der falschen Vorstellungen immer einem bestimmten Grundmuster: Es wird versucht, die nachgelieferten Eindrücke – die wir der Übersicht halber Eindrücke 2. Ordnung nennen wollen – als solche auszugeben, die wir selbst erlebt haben – und die somit zu den Impressionen 1. Ordnung gehören. Es werden uns also Bilder oder Töne, ganze Szenen oder Berichte vorgestellt und medial nachgereicht, die wir irgendwann als solche ansehen sollen, die wir selbst einmal am Ursprungsort der geschilderten Erfahrung gemacht haben.

Die erste Maßnahme, um die Verwechslung von Fremd- und Eigenerlebtem vorzubereiten, ist denkbar einfach: Man bekommt die fragliche Täuschung immer wieder vorgespielt oder hat sie wiederholt vor dem geistigen Auge. Der Gedanke dahinter ist auch noch recht simpel. Je öfter nämlich die Täuschung präsentiert wird, umso weiter entfernen wir uns in der Einschätzung des (wiederholt) Wahrgenommenen von jedem möglichen Ursprung solcher Wahrnehmung in der eigenen Erfahrung. Wie wir es auch sonst gewohnt sind, wird eine Erinnerung dadurch verstärkt, dass wir sie immer wieder von neuem aktualisieren. Woran wir uns oft erinnern, das sitzt meistens. Mit zunehmender Verfestigung der präsentierten Inhalte gerät der Moment, in dem sie zum ersten Mal vorgestellt wurden, zunehmend in Vergessenheit. Die Werbung macht sich derlei Vertrauensgewinn jeden Tag von neuem zunutze.[8] Sie rechnet damit, dass wir mit der Zeit immer weniger nachfragen, woher wir unsere Überzeugung nehmen, ein Produkt sei tatsächlich gut für uns. Mit jeder Wiederholung einer Werbebotschaft steigt die Chance, dass eigene Überzeugungen durch fremde Vorstellungen überschrieben werden.

Die ständige und werbende Wiederholung von Botschaften mag gut fürs Alltagsgeschäft sein, reicht aber womöglich noch nicht aus, um die Überzeugung hervorzubringen, dass das Dargestellte sich auch wirklich so zugetragen hat. Dann muss nachgebessert werden, und zwar an der Stelle, an der uns eine Nachfrage auf die Spur einer Täuschung bringt. Wir brauchen also noch eine Strategie für den Fall, dass jemand doch nicht ganz vergessen hat, wie er oder sie zum ersten Mal in Kontakt mit einer bestimmten Gewissheit gekommen ist. Ist an dieser Stelle noch genug Bewusstsein darüber vorhanden, wie es wirklich war, gilt es, Verwirrung zu stiften. Es muss so getan werden, als sei die bloße Darstellung eines Erlebnisinhaltes – also ein Erlebnis 2. Ordnung – ein tatsächlicher Bestandteil eines wirklich erlebten Zusammenhangs gewesen – das heißt eines Erlebniszusammenhangs 1. Ordnung. Der dazugehörige Trick funktioniert so: Man sucht zu der gewünschten Täuschung ein Echterlebnis, in dem ähnliche Inhalte vorgekommen sind.

Berühmt geworden ist in dem Zusammenhang das sogenannte Bugs-Bunny-Experiment. Viele Menschen sind während ihrer Kindheit oder Jugend einmal in Disneyland gewesen und haben dort Bekanntschaft mit Comic- und Fabelwesen gemacht. Man ließ Probanden von solchen Erinnerungen erzählen, stimmte in die Berichte ein und erwähnte auch eine lustige Begegnung und ein Händeschütteln mit dem fröhlichen Hasen Bugs Bunny. Doch Bugs Bunny kann man zwar in Comics, nicht aber in Disneyland antreffen, weil die Rechte an der Figur nicht bei Warner Brothers liegen. Später wurden nun dieselben Versuchspersonen erneut interviewt und danach gefragt, ob sie bei ihrem Besuch im Erlebnispark auch Bugs Bunny begegnet seien. Wir ahnen es schon, viele bejahten das. Seitdem wurde dasselbe Testdesign immer wieder verfeinert. Eine Variante geht von einem gemeinsam vollzogenen Museumsbesuch aus. In einer Nachsitzung dazu werden Bilder gezeigt, jedoch nicht nur von dieser Tour, sondern auch von einer anderen, auf der Gemälde zu sehen waren, die unsere Probanden nachweislich nicht gesehen haben konnten. Das Einbetten dieser falschen Bilder in eine Serie von tatsächlich angeschauten erwies sich in vielen Fällen wiederum als erfolgreich, das heißt, die Täuschung gelang.[9]

Doch damit sind wir immer noch nicht am Ende unserer Täuschungsmöglichkeiten angelangt. Man kann die Verfahren noch ein weiteres Mal verfeinern. Es geht dann darum, die Repräsentationen 2. Ordnung noch eleganter in eine Serie von Erlebnissen 1. Ordnung einzubauen, um nicht zu sagen, zu schmuggeln. Die eine List besteht darin, sich das Gesetz der Serie zunutze zu machen, demgemäß Ähnliches auf Ähnliches folgt, Bugs Bunny auf Donald Duck, Van Gogh auf Cézanne. Eine zusätzliche List kommt ins Spiel, wenn der Schwindel von jemandem beglaubigt wird, dem wir eine bessere Einsicht und Übersicht in die erlebten Abläufe zutrauen. Im letztgenannten Beispiel ist das etwa der Organisator der Museumstour. Er erscheint uns als eine besondere Autorität, weil er schließlich mit der Planung und Durchführung der Aktion betraut war. Offensichtlich wird der Effekt auch bei Kindheitserinnerungen, wenn Eltern versichern, es sei so oder anders gewesen.

Ein weiteres gutes Beispiel hat mit Fachleuten zu tun, die

am Ort des Geschehens waren und von dort berichten. Bei Unfällen sind das zum Beispiel Sachverständige, die den Hergang dokumentieren und mit wissenschaftlichen Hilfsmitteln rekonstruieren. Schon einfache Hinweise, die in die Befragung von Zeugen einfließen, hinterlassen dort Spuren. Fragt uns der ermittelnde Polizeibeamte, ob das schwarze Auto dem gelben Wagen die Vorfahrt nahm, stellen wir unsere eigene Beschreibung unversehens um, was die Farben der Autos betrifft, sollten wir sie zuvor noch anders in Erinnerung gehabt haben. Die rationale Einsicht verleiht dem Sachverständigen eine Autorität, dem sich das Gedächtnis offenbar gerne beugt. Eine vergleichbare Autorität hat übrigens auch die bloße Vielzahl von Berichten. Reden alle anderen Zeugen (und vielleicht auch noch ohne Zögern) von einem schwarzen und einem gelben Fahrzeug, lackiert unsere Erinnerung die Unfallwagen schnell noch einmal um, bevor wir uns endgültig dazu äußern.

Kann ich mein Gedächtnis selbst belügen?

Dass uns das Gedächtnis täuschen kann, ist jedem von uns bewusst, manchmal auch schmerzlich bewusst, und dass wir immer wieder Täuschungen erliegen und geradezu in Gedächtnisfallen laufen, die andere für uns aufgestellt haben, ist uns auch nicht neu. Was aber geschieht, wenn am Ende ich selbst der Verursacher der Täuschung bin, also selbst jene Maßnahmen eingeleitet habe, die zu falschen Erinnerungen führen sollen? Kann man sich in Gedächtnisdingen selbst hintergehen? Kann ich die eigene Erinnerung manipulieren und dabei einfach verdrängen, dass ich es selbst war, der manipuliert hat?

Bei dieser speziellen Frage können uns die neueren Forschungen der Neurobiologie weiterhelfen. Man stellte nämlich fest, dass dieselben Netzwerke, die für den Wiederabruf von Erinnerungen zuständig sind, auch bei der Ausführung anderer Aufgaben beteiligt sind, unter anderem dann, wenn wir uns künftige Ereignisse vorstellen oder sogar frei erfinden.[10] Im Wesentlichen sind also dieselben Regionen aktiv, wenn wir uns an etwas Vergangenes erinnern und es uns wieder lebhaft vor Augen stellen, wie dann, wenn wir uns Zukünftiges ausmalen und im Geist schon einmal durchgehen – und zuletzt sogar dann noch, wenn es nur um die reine Erfindung eines Ereignisses und seine Inszenierung geht. Man kam darauf, als man den vermeintlichen Ruhezustand unseres Gehirns weiter erforschte, auf den wir schon einmal im Kapitel über die Träume gestoßen sind. Das Default Mode Network wird ja immer dann aktiv, wenn wir uns gerade nichts Bestimmtes vornehmen und unsere Aufmerksamkeit für einen Moment nachlässt. Dann kommt es zu den freieren Assoziationen, die eine ähnliche Beschaffenheit beim Tagträumen wie auch beim Nachtträumen haben. Das Erstaunliche an den Befunden war nun, dass sich offenbar nicht nur die Traumzustände miteinander vergleichen ließen, also die Formen freier Einbildung am Tag und in der Nacht. Es schien vielmehr vieles dafür zu sprechen, dass sogar das wahrheitsgetreue Erinnern von wirklich Erlebtem vergleichbare Aktivitätsmuster hervorbrachte wie eine frei erfundene Vorstellung.

Dass dieser Eindruck aber womöglich doch vorschnell war, legen neuere Experimente im funktionellen Magnetresonanztomographen (fMRT) nahe. Zunächst einmal stellte man fest, dass es doch messbare Unterschiede gibt beim Ausmalen zukünftiger Szenarien und dem Erinnern von wirklich Erlebtem. Bei Ersterem wird eine verstärkte Aktivität in den frontopolaren Regionen, also dem Stirnhirn und auch dem Hippocampus, registriert.[11] Die Areale im Stirnhirn werden unter anderem für konstruktive Aufgaben und Vorausplanung herangezogen, und aus ihrem verstärkten Einsatz schloss man folgerichtig, dass es für sie mehr zu tun gibt, wenn etwas frei entworfen wird und dementsprechend unbestimmt erscheint. Dazu passt auch die vermehrte Aktivität des Hippocampus, da er generell dafür zuständig ist, anschauliche Inhalte beizusteuern. Je mehr noch offen ist in der Vorstellung, umso mehr Bilder und andere Elemente müssen aus dem Archiv geholt werden. Man hat innerhalb des Hippocampus dann noch einmal feiner unterschieden und festgestellt, dass der linke vordere Hippocampus ausschließlich bei der Bildung von Zukunftseindrücken aktiv wird, wohingegen der linke hintere Hippocampus sowohl bei einer Reaktivierung vergangener als auch der Einbildung zukünftiger Eindrücke ins Spiel kommt.[12]

Was folgern wir daraus? Zuerst einmal nur so viel: Was im Stirnhirn vor sich geht, ist meistens nahe an der Bewusstseinsschwelle, kann also beim Selbstcheck nicht so leicht übersehen werden wie Dinge, die wir einfach nur durch Routine oder gar im Traum erledigen. Somit kann man sich schon einmal weniger leicht täuschen über den Anteil der Eigenbeteiligung, wenn man aktiv Hand an die Erinnerungen legt. Meistens steht auch der neue Plot nicht schon beim ersten Wurf und muss wiederholt verhandelt und öfter überdacht werden.

Erst recht schwieriger wird die Selbsttäuschung, wenn das dazugehörige Bild- und Tonmaterial und vielleicht noch andere Sinneseindrücke neu generiert werden müssen. Der Hippocampus bekommt dabei viel zu tun, denn es müssen oft sehr viele und verschiedene Vorstellungen aufgerufen werden, aus deren Material dann die neue Handlung und die dazugehörige Kulisse aufgebaut und auf stimmige Weise zusammengesetzt werden.

Folgende Schwierigkeit kennt jeder, der Schriftsteller werden will. Die erste Lektion, die er oder sie in speziellen Kursen beigebracht bekommt, besteht darin, besonderen Wert auf Details zu legen. Dabei geht es nicht nur darum, so anschaulich wie möglich zu schreiben, man soll auch versuchen, ein besonderes Detail zu finden, etwas, mit dem man in dem gegebenen Zusammenhang nicht rechnen konnte. Wir halten Schilderungen immer dann für echt oder zumindest glaubhaft, wenn wenigstens *ein* Gegenstand aus dem Hintergrund hervorsticht, der uns eigenartig, aber dennoch typisch erscheint. Besonders Krimis brauchen solche Hervorhebungen, um einer verwickelten Handlung voranzuhelfen. In der Schilderung eines bürgerlichen Wohnzimmers kann das eine alte Kinderpuppe sein, die da eigentlich nicht hingehört, uns aber später noch einmal ins Gedächtnis kommt, wenn auf verdrängte Kindheitserfahrungen und tiefer liegende Tatmotive angespielt wird. Eine Handyhülle, die zu bunt ist für einen Banker, der sich gerne cool gibt, eine Tasse, die viel schwerer ist, als sie aussieht, und sich als Tatwaffe herausstellen könnte, oder ein seltsamer Tick im Gesicht des Kommissars, der ihn gedanklich öfter einmal aus der Bahn wirft, aber genau dadurch am Ende auf die richtige Spur bringt.

Wenn derartige Lektionen nicht gelernt wurden, rächt es sich spätestens in Situationen wie der geschilderten vor Gericht. Psychologen, aber längst auch Staats- und Rechtsanwälte und natürlich auch Richter wissen, dass ein Bericht umso glaubhafter ist, je mehr man erfährt von dem, was über das bloße Handlungsgerüst hinausgeht. Und so sind Rückfragen zum einen dazu da, sich ein genaueres Bild von der Sachlage zu machen, dann geht es aber auch um die Fähigkeit des Zeugen, dieselbe Szene aus einem anderen

Blickwinkel noch einmal zu erzählen. Wer wirklich dabei war, ist in der Lage, sich an immer neue Einzelheiten zu erinnern, die aus einer anderen Perspektive heraus auch noch wahrnehmbar waren und andere Aspekte des Geschehens beleuchten. Daher wird im Verhör auch immer wieder dasselbe gefragt, um zu testen, ob der Zeuge oder die Zeugin nur immer wieder mit denselben Worten beschreiben kann, was sich vor seinen oder ihren Augen abgespielt haben soll, oder ob er oder sie von allein zu alternativen Darstellungen greift. Je komplexer die Szene, umso schwerer ist es, die Sache durchzukonstruieren – und umso wahrscheinlicher ist es, dass man sich früher oder später in Widersprüche verstrickt, wenn man flunkert. Denn irgendwann während einer längeren Befragung wird jeder einmal müde, und spätestens dann beginnt der Schwindler, Fehler zu machen oder betont einsilbig zu werden.

Zudem hat man herausgefunden, dass es erheblich leichter fällt, eine Szene bildlich wiederzugeben, wenn die Eindrücke noch ganz frisch sind. Dann sind nämlich jene Regionen noch aktiv, die bei der Wahrnehmung kurz zuvor im Einsatz waren, und das sind Areale des *hinteren visuellen Kortexes* (Gyrus fusiformis, Gyrus lingualis und occipitalis sowie der Cuneus).[13] Wer unmittelbar nach einem Ereignis befragt wird, hat die Dinge aber nicht nur besser und lebhafter vor Augen, er oder sie wird sich später auch noch besser an die fraglichen Eindrücke erinnern – besser zumindest im Vergleich zu all denen, die sich nicht gleich nach dem Geschehen dazu äußern mussten.

Aber selbst wenn es uns am Ende gelingen sollte, allen anderen etwas vorzumachen, so vermutlich doch nicht uns selbst. Denn bevor wir auf das Hochglanzprodukt unserer eigenen

Einbildung zurückgreifen, um es uns oder anderen vorzustellen, meldet sich offenbar noch einmal so etwas wie eine Stimme des Gewissens. Es werden nämlich falsche und echte Erinnerungen zuletzt nicht in derselben Gedächtnisschublade aufbewahrt, und somit wird auf sie auch nicht in gleicher Weise zugegriffen. Lügen wir absichtlich, sind wir uns dessen sowieso bewusst, aber selbst wenn wir es mit gefälschten Inhalten zu tun haben und uns dessen nicht vollkommen bewusst sind, wird im Gehirn offenbar noch einmal ein Sonderweg eingeschlagen.

Dem kam man folgendermaßen auf die Spur. Die Neurowissenschaftler Yoko Okada und Christopher Stark haben herausgefunden, dass es der rechte vordere Gyrus cinguli ist, der aktiv wird, wenn wir in unserem Gedächtnis nach etwas suchen und uns das Mühe bereitet.[14] Mühe deshalb, weil offenbar noch Unsicherheiten vorhanden sind, wie genau das Erinnerte beschaffen ist und worum es sich dabei genau handelt. Eben jene Region wird aber auch bei inneren Konflikten aktiv, wenn sich Erinnerungsdinge widersprechen, also in der Erinnerung Elemente vorhanden sind, die ursprünglich da nicht hingehören. Neueste Forschungen weisen darauf hin, dass im vorderen visuellen Kortex und im rechten Hippocampus ebenfalls größere Aktivitäten registriert werden, wenn wir mit unserer Erinnerung richtigliegen, jedoch nicht, wenn wir auf Phantom-Erinnerungen zugreifen,[15] dabei aber nicht bewusst täuschen wollen.

Ob man sich deshalb auch schon bewusst ist, dass die fraglichen Erinnerungen nicht echt sind, ist noch nicht weiter erforscht.

Schlussendlich sieht es also so aus, als hätte unser anfängliches Bauchgefühl recht behalten. Zwar kann man versuchen, sich selbst zu überzeugen, etwas sei anders gewesen, als man es in Wahrheit erlebt hat, aber dieser Versuch scheint doch immer wieder an Grenzen zu stoßen, nämlich dort, wo eine bewusste Verfälschung einsetzt und damit Hirnregionen ins Spiel kommen, deren Aktivität nur schwer unter der Bewusstseinsschwelle gehalten werden kann. Wer eine Szene immer wieder durchgeht und neu konstruiert, braucht dazu meistens einen klaren Verstand und kann anders als bei Nachtträumen nicht dem üblichen Monitoring unserer geistigen Aktivitäten entgehen. Zugleich braucht es umfangreiches Anschauungsmaterial, das man erst aktiv aus verschiedenen und verstreuten Erinnerungen oder noch weitergehenden Recherchen in anderen Medien zusammensuchen muss, um den Anschein von Echtheit zu erwecken. Darüber hinaus erfordert es Geschick und eine gewisse List in der besonderen Gestaltung solchen Materials, um bei Nachfragen genug Abwechslung in die Erzählung zu bringen, damit man sich nicht ständig wiederholen muss. Und schließlich meldet sich auch noch einmal unser Gedächtnismanagement zu Wort, wenn es um das Auseinanderhalten von echten und falschen Erinnerungen geht. Offenbar wird beides doch nicht im selben neuronalen Netzwerk verhandelt, ist also mit verschiedenen Zugangscodes versehen.

Was ist dann aber mit solchen Berichten anzufangen, die zwar vollkommen unwahrscheinlich erscheinen, um nicht zu sagen, ganz und gar unmöglich, von den Betroffenen aber dennoch aufrechterhalten werden? Bestens dokumentiert sind beispielsweise Erzählungen von Menschen, die nach eigener Aussage von Aliens entführt und in deren Raumschiffen gefangen gehalten wurden. Wenn in Hollywood eine Invasion von Außerirdischen bevorsteht, werden sie gern als Experten zu Rate gezogen und im Zuge der weiteren Filmhandlung rehabilitiert. Sind wir nicht in Hollywood, geht man davon aus, dass es sich dabei um Fälle sogenannter *Konfabulation* handelt. Konfabulationen gehen meistens auf Krankheiten oder Schädigungen des orbifrontalen Gehirns zurück. Blutungen in Folge eines Aneurismas, Alzheimer, Alkoholmissbrauchs oder anderer Drogen, die auf Dauer zu einem Mangel an Thiamin (ein wasserlösliches Vitamin aus dem B-Komplex) im Gehirn führen, können dafür die Ursache sein.

Vermutlich müsste sich auch ein sehr begabter und vor allem fantasiereicher Regisseur an den Stoff unseres eingangs geschilderten Vergewaltigungsfalles machen, um uns eine Aussicht auf endgültige Klärung zu bieten. Denn so, wie die Dinge stehen, scheint das eiserne Beharren der Klägerin auf ihrer Version entweder auf einen Fall von unguter Selbstüberzeugung zurückzuführen, um nicht zu sagen auf eine glatte Lüge, oder sie hat tatsächlich recht mit dem, was sie behauptet. Dann hätte sie sich durch bloße Ungeschicklichkeit in der Darstellung ihrer Geschichte verdächtig gemacht. Oder aber – und hier könnte Hollywood wiederum helfen – es gibt noch einmal eine Lösung des Problems, die uns allen wie eine Geschichte von einem anderen Stern vorkommt. Dort mag die Grenze von Erinnerung und Einbildung durchlässig genug geworden sein, um Übertritte in das Reich der Fantasie weder hinterhältig noch strafbar erscheinen zu lassen.

KAPITEL 5
Das Gedächtnis der Gefühle – oder: Warum wir Kindheit und erste Liebe meistens in leuchtenden Farben erinnern und den Hund, der uns gebissen hat, nicht vergessen können

In diesem Kapitel geht es um ganz besondere Momente: Man tritt zum Beispiel auf eine Hagebutte, zerquetscht sie und versucht ihre Überreste aus dem Profil der Schuhsohle zu entfernen. Dabei steigt einem der seltsam herbe Duft der orangefarbenen Frucht in die Nase, und plötzlich sieht man sich als Kind genau in der Szene wieder, in der man zum ersten Mal von den Eltern eine Hagebutte gezeigt bekommen hat, erfahren hat, wie der Busch heißt, an dem sie wächst, was man daraus alles macht, und sie dann eben auch zu Anschauungszwecken zerdrückt hat. Oder aber Sie sind auf einem großen Ball mit Ihrer Frau oder Freundin, und wie Sie vorbei an vielen Tischen durch die Reihen gehen, sehen Sie eine junge Dame in einem pfirsichfarbenen Kleid von Chanel mit einer weißen Stola sitzen, den Schal in einer ganz bestimmten Weise um die Schultern gelegt, und Sie erkennen diese Kombination sofort als jene wieder, die Ihre erste Freundin einstmals auf dem Schulabschlussball getragen hatte. Mitten im Ballgetöse finden Sie sich plötzlich in einer Blase der Erinnerung wieder, abgeschottet von allen anderen Eindrücken und in inniger Verbundenheit mit der Freundin von damals. Für einen Augenblick wird man wieder der Teenager, der man einst war und der sehr verliebt in die junge Dame gewesen sein muss, die heute die gestandene Mutter der eigenen Kinder sein könnte.

Von solchen Momenten kann jeder berichten, sie erreichen uns wie Blitzlichter aus der Vergangenheit, sind meistens überdeutlich in ihrem Inhalt und immer mit sehr vertrauten Gefühlen besetzt. Die Literatur hat schon seit langem entdeckt, welches Potenzial in solchen sogenannten *Flashbacks* steckt, Marcel Prousts *Suche nach der verlorenen Zeit* ist nur das bekannteste Beispiel dafür. Eine Welt der Kindheit scheint dort wieder auf, nachdem der Erzähler ein Stück Madeleine-Gebäck in Lindenblütentee taucht und dessen Geschmack und Geruch ihn mit einem Mal zurückversetzen in die Zeit, da er als Junge noch zu Besuch bei seiner Tante Léonie in Combray war.[1] Die Philosophie meint, wir gönnten uns mit derartigen Zeitreisen eine Auszeit von modernen Verhältnissen, die grundsätzlich mit Stress und einem eng getakteten Zeitmanagement verbunden sind. Robert Musil hat dafür einmal die schöne Formel vom »Urlaub vom Leben« gefunden. Bei den Philosophen reicht die Linie derer, die sich mit dem Phänomen beschäftigt haben, von Martin Heidegger zurück über Edmund Husserl bis zu André Bergson.

Doch was geht eigentlich in unserem Kopf vor bei solchen Erinnerungen? Im Grunde haben die Literaten und Philosophen gar nicht so falschgelegen, wenn sie vermuteten, die Flashbacks deuteten zurück auf ein ganz anderes, vormodernes Zeitempfinden. Man muss diese Deutung nur in einen evolutionären Zusammenhang bringen. Dann stellt man in der Tat fest, dass jene andere Form der Erinnerung auf sehr alte Strukturen zurückgeht, die unser Gehirn ausgebildet hat, als wir noch enger verwandt waren mit Reptilien und Säugern und noch nicht die Kulturmenschen heutiger Tage. Wir müssen uns in eine Zeit zurückversetzen, als das Riechen für uns noch viel wichtiger war als heute und wir diesen Sinn noch gebrauchten, um uns in der Welt zurechtzufinden und auf die richtige Spur zu bringen – wie es ja auch viele Säugetiere heute noch tun, man denke nur an Hund, Katze und Maus.

Überbleibsel aus dieser grauen Vorzeit lassen sich bis heute in der Anatomie unseres Gehirns nachweisen.[2] So besteht eine besondere Verbindung von Riechzellen zur Großhirnrinde. Sinnesreize anderer Wahrnehmungsorgane werden zuvor in den *Thalamus* eingespeist, das ist eine Region, die man gern als das Tor zum Bewusstsein beschreibt. Was wir riechen, ist also in der Lage, bei uns eine unmittelbare Reaktion auszulösen – und damit eine solche, die eben zuvor nicht noch bewusste Prozesse der Bewertung durchlaufen musste. Besonders deutlich wird uns jene direkte Verschaltung, wenn Zentren wie der Hippocampus und die *Amygdala* – zu ihr kommen wir gleich noch ausführlicher – von unseren Riecheindrücken aktiviert werden. Denn dann geschieht es eben, dass Gefühle in uns ausgelöst werden, noch *bevor* wir in der Lage sind, dazu eine bewusste Haltung einzunehmen, sie uns also überraschen oder, salopp gesagt, erwischen können (hieran ist dann die Amygdala beteiligt), oder eben auch Bilder vor unserem geistigen Auge erscheinen, mit denen wir so nicht rechnen konnten, weil wir bewusst mit ihnen schon lange nicht mehr umgehen.

Der Effekt einer Zeitreise in unserer Erinnerung gleicht einem Findling aus vorvergangenen Tagen. Die Umstände, die herrschend waren, als er sich herausbildete, sind im Licht unserer späteren Entwicklung zum Kulturwesen längst weggeschmolzen. Dementsprechend überrascht darf man in der Tat sein, wenn wir mitten in unserem wachen Kulturbewusstsein plötzlich auf solch ein Überbleibsel stoßen, mit dem wir im Grunde gar nichts Rechtes mehr anfangen können, es sei denn, dass wir uns daran freuen und einen ästhetischen Genuss daran haben.

Das Proust'sche Erinnern

Um die Jahrtausendwende haben Neurobiologen damit begonnen, dem eben beschriebenen Madeleine-Effekt experimentell nachzugehen. Dabei sind es im Wesentlichen vier besondere Eigenschaften, die dem Proust'schen Erinnern – wir wollen es künftig so nennen – eigen sind. Voraussetzung für alle ist, dass die Erinnerungen durch Geschmack und Geruch hervorgerufen werden müssen. Bei der Gewichtung beider Sinne sollte man im Auge behalten, dass wir vieles von dem, was wir schmecken, eigentlich riechen. Wer eine Schnupfennase hat, wird feststellen, dass das Essen auch nicht mehr richtig schmecken will. Das Riechen hat also einen gewissen Vorrang.

Das erste Kriterium betrifft das biographische Datum der Erinnerung, man will also wissen, aus welchem Lebensalter die aufgerufenen Erinnerungen stammen. Das zweite zielt auf die Emotionalität der Erinnerung, also darauf, wie gefühlsbeladen das ist, woran wir uns so lebhaft und kindheitsbezogen erinnern. Drittens geht es um die Lebhaftigkeit und Intensität der Erinnerung, und das vierte, was es experimentell zu bestätigen gilt, ist das Gefühl, wie es in der englischen Literatur heißt, des *being brought back in time* – also das plötzliche Zurückversetztsein in Kindertage.

Das Experiment, von dem man sich Aufschluss erwartete, bestand darin, einfach zu beobachten, was sich wo genau im Gehirn tut, sobald sich vor dem inneren Auge der Probanden vergleichbare Zeiteffekte einstellten. Dazu legte man die Versuchsteilnehmer in den Magnetresonanztomographen und konfrontierte sie mit Gerüchen, Bildern und Worten, die unsere besondere Sorte Erinnerungen hervorbringen sollten. Zuerst einmal aber wurden sie befragt. In der Tat hat sich dabei empirisch bestätigt, wenn wir mit Kriterium eins wieder beginnen, dass die Erinnerungen verschieden alt sind, je nachdem, was sie auslöst. Ein schwedisches Forscherteam konfrontierte eine Gruppe von 93 älteren Erwachsenen mit unseren drei Typen von Erinnerungsschlüsseln: Wörtern, Bildern und Düften. Die von Düften ausgelösten Erinnerungen waren generell älter als jene, die mit dem Sehen von Bildern oder dem Hören von Wörtern verbunden waren. Was an Eindrücken wieder aus dem Gedächtnis hervorkam, waren bei den Düften tatsächlich Kindheitsszenen, genauer gesagt Erlebnisse, die der Proband bis zum Alter von einschließlich zehn Jahren erlebt hatte. Wörter und Bilder dagegen brachten Ereignisse aus der Lebenszeit zwischen elf und zwanzig Jahren wieder zum Vorschein.[3]

Im Magnetresonanztomographen ging es weiter um die Frage nach der Qualität der Gefühle, und damit sind wir auch schon beim zweiten Kriterium. In einer Studie in Israel wurde festgestellt, dass bei der Bildung von Gedächtnisinhalten mithilfe von Gerüchen besonders der linke Hippocampus und die rechte Amygdala aktiv sind.[4] Über die Amygdala – oder besser Amygdalae, denn es gibt zwei davon, links und rechts – müssen wir gleich noch ausführlicher sprechen. Hier sei nur so viel gesagt, dass die Mandelkerne, wie sie im Deutschen wegen ihrer Form heißen, vor allem mit der Bildung von Emotionen befasst sind, vornehmlich mit unangenehmen Gefühlen und Stimmungen. Da nun die Forscher in Tel Aviv auch unangenehme Gerüche präsentierten, war eine Reaktion vorhersehbar gewesen.

Für unsere Zusammenhänge aufschlussreicher als die Wirkung des Geruchs auf die Amygdala ist die Aktivierung des Hippocampus, denn damit ist auch eine szenische Gedächtnisbildung verbunden. Im vorliegenden Fall gehen wir dabei von einer Querverbindung des Mandelkerns zum Hippocampus aus. Was in uns Gefühle hervorruft, wird sogleich weitergeleitet, und Dinge, die wir nicht nur lernen, sondern zugleich mit Gefühlen verbinden, werden grundsätzlich besser behalten.[5] Schon der Umstand, dass mehrere Gedächtnissysteme beteiligt sind – in unserem Fall also das *emotionale* und das *kognitive* –, steigert die Wahrscheinlichkeit, dass etwas über längere Zeit memoriert wird. Es verwundert daher auch nicht, dass dem Patienten H.M., von dem in der Einleitung schon die Rede war, alle Düfte gleich erschienen; er konnte sie zwar riechen, aber nicht mehr voneinander unterscheiden – wir erinnern uns, man hatte H.M. den Hippocampus und benachbarte Regionen, darunter die Amygdala, chirurgisch entfernt.[6]

Und noch etwas kommt bei der Gedächtnisbildung hinzu, wenn die Mandelkerne aktiv werden. Der Anschaulichkeit halber könnte man sagen: Ein Turbo wird eingeschaltet. Ein wenig wissenschaftlicher formuliert heißt das, Stress kommt ins Spiel und führt zur Ausschüttung von Hormonen ins Blut (glucocortikoiden Hormonen). Diese dringen wiederum ins Gehirn vor und aktivieren dort den Mandelkern noch stärker, indem sie an Neurone der basalen Amygdala andocken. Von dort wird dann die Verbindung zum Hippocampus aktiviert. Das hat wiederum zur Folge, dass die Umstände lebhafter in Erinnerung bleiben, in denen die Emotion und der damit verbundene Stress aufgetaucht sind. Will man es ein wenig dramatisieren, kann man auch sagen, sie brennen sich ins Gedächtnis ein. Im Moment sind wir ja noch bei den angenehmen Kindheitserinnerungen, und dabei darf es uns noch als erfreulich erscheinen, wenn wir Dinge so gut behalten. Doch wir müssen natürlich auch über den unschönen Teil solcher Gedächtnisverfestigung sprechen. Leider stimmt es nämlich genauso, dass sich auch schlimme Bilder sehr gut einprägen und sich dementsprechend nicht so leicht wieder aus dem Gedächtnis löschen oder nach und nach vergessen lassen.

Doch zunächst einmal haben wir eine mögliche Erklärung dafür, warum Gerüche in uns Erinnerungen hervorrufen, die grundsätzlich mit Gefühlen verbunden zu sein scheinen, seien diese positiv oder negativ. Gerüche aktivieren die Amygdala, noch bevor es zu einer sachlichen und damit auch weitergehenden Analyse des Geruchsobjektes kommt. Und anschließend an diesen unmittelbaren Eindruck des Geruchs und seiner emotionalen Bewertung wird der Hippocampus aktiv und damit betraut, die Umstände aufzunehmen und zu registrieren, in denen der besondere Geruch vorgekommen ist.[7]

Erstaunlicherweise funktioniert die Verbindung von Geruch und biographischem Erlebnis in der Erinnerung nur beim ersten Mal. Schon unmittelbar darauffolgende Wiederholungen werden bei weitem nicht mehr so gut erinnert, wie die Wissenschaftler in Tel Aviv herausfanden. Wird der Geruchsreiz immer wieder und in verschiedenen Umgebungen wahrgenommen, leiden jedoch nicht die Folgeereignisse in der Wiedergabe, sondern das Ursprungserlebnis. Mit zunehmender Häufigkeit der Wiederholung in anderen Zusammenhängen bricht die ursprüngliche Assoziation des Geruchs mit dem Erlebniskontext schließlich ganz in sich zusammen.[8] Über die Gründe dafür kann man nur spekulieren. Bekanntlich kann man sich nur einmal von etwas wirklich überraschen lassen, nämlich nur dann, wenn uns etwas noch ganz und gar unbekannt vorkommt. Ähnlich muss es uns mit den Gerüchen und ihrer Umgebung ergehen. Nur wenn sie uns auf der Hotline der Riechwahrnehmung das erste Mal erreichen und also ganz unmittelbar treffen, sind wir, eben weil wir unvorbereitet sind, noch in dem Stadium erhöhter Offenheit für das, was kommt. Beim Erstkontakt mit dem Geruch in einer ganz bestimmten Umgebung wird eine zugehörige Situation markiert oder besser gesagt kodiert. Anders als bei anderen Sinnen scheint die Bildung von Geruchsassoziationen weniger störanfällig zu sein. Dieser Eindruck hat sich mittlerweile auch in Studien bestätigt. Der Kognitionspsychologe Gesualdo Zucco untersuchte, wie gut sich Geruchserinnerungen im Vergleich zu visuellen und akustischen Eindrücken in unserem Gedächtnis halten.[9] Den Probanden wurden dementsprechend dreierlei Stimuli präsentiert, später machte man Erinnerungstests, und die Geruchsreize schnitten dabei am besten ab. Schon bei der Schilderung des Proust'schen Erinnerns haben wir eine Vorahnung davon bekommen, wie prägend Geruchseindrücke in unserer Kindheit sein können. Man hat in der Zwischenzeit aber auch herausgefunden, dass wir schon als Säuglinge oder bereits als Föten im Mutterleib Geschmacksvorlieben entwickeln. Die Essgewohnheiten der Mutter dürften dafür verantwortlich sein. Die Art und Weise, wie sie sich ernährt, bringt in uns offenbar Dispositionen hervor, diese Speisen und jene Getränke mehr zu mögen als andere. Die Forschung geht in der Zwischenzeit so weit, Ernährungsgewohnheiten in bestimmten Kulturen oder Ethnien mit einer solchen Geschmacksbildung schon vor unserer Geburt in Verbindung zu bringen.[10] Geschmack ist so gesehen zwar nicht erblich, hat aber etwas mit unserer Prägung im Mutterleib zu tun.

Zurück zu unserem Fragenkatalog: Warum stehen unsere Kindheitsvorstellungen uns so lebhaft vor Augen, wenn wir an sie erinnert werden? Auch das lässt sich im experimentellen Zusammenhang zuerst einmal ganz einfach beantworten:

weil schon beim ersten Erleben der Situation der Hippocampus hochaktiv ist und uns damit in die Lage versetzt, einen großen Reichtum an Details aufzunehmen. Wie die Forscher aus Tel Aviv herausgefunden haben, gibt es im Hippocampus offenbar noch einmal Umverteilungen von der einen Region zu einer benachbarten, was den Ort der Aktivität beim Einspeisen und ersten Erinnern noch am selben Tag des Ereignisses und beim Wiederabruf eine Woche später angeht. Rechnet man solche Verschiebungen aber mit ein, könnten wir demnach schon in der Kindheit festhalten, was uns in reiferen Jahren als eine Reminiszenz aus vergangenen Tagen einholen wird. Es braucht dann nur noch eine günstige Gelegenheit.

Gerüche können frühe Kindheitserinnerungen auslösen, Worte und Bilder werden wichtig für Vorkommnisse aus unserer Teenagerzeit, das lehrte die vorgestellte Statistik. Die Probe aufs Exempel wird gerne mit dem Ereignis *der erste Kuss* versucht. Wie bei den Gerüchen tauchen nach dem Lesen der Worte sogleich wieder die passenden Bilder dazu auf. Die Gleichung, die wir schon bei den Gerüchen aufgestellt haben, gilt auch hier. Je mehr Anspannung, Aufregung (bis zu einem gewissen Grad) und Gefühle im Spiel sind, umso größer ist die Wahrscheinlichkeit, dass ein Erlebnis bleibende Eindrücke hinterlässt. Auch wenn es am Ende nur Neurone sind, die heftiger feuern in den entscheidenden Hirnregionen im und um den Hippocampus herum, so reicht es doch aus, um unser Leben unter Umständen entscheidend zu verändern.

Kehren wir aber noch ein letztes Mal zu unserem Beispiel aus der Literatur zurück und damit zu den Kindheitseindrücken, die wir besonders mit Gerüchen verbinden. Es bleibt noch zu klären, warum sie – und dabei unterscheiden sich die Geruchserinnerungen grundsätzlich von anderen – wie ein Blitz aus dem Nichts kommen. Sie sind unvorhersehbar und nahezu einmalig. Dafür bekommt man sie aber auch in einer Intensität und Qualität vorgeführt, die anderen Eindrücken nicht anhaftet. Und so wird auch die Vorstellung einer Zeitreise noch einmal eine andere, wenn mit ihr das Gefühl verbunden ist, für einen Augenblick *tatsächlich* wieder am Ursprungsort des Geschehens zu stehen, *tatsächlich* zu sehen, was man damals sah, zu hören, was es zu hören gab und die Stimmung in sich zu spüren, in der man sich damals befand.

Bereits die Statistiken geben wieder einen entscheidenden Hinweis auf eine mögliche Erklärung. Sie besagen, dass Gedanken, die man mit Gerüchen verbindet, praktisch nie gedacht werden, man sich also im Alltag oder auch sonst nicht mit dem beschäftigt, was einen als Botschaft aus der Vergangenheit plötzlich überrascht.[11] Das hat zunächst biographische Gründe. Denn wozu sollte ich mich in meinem Erwachsenenleben darum kümmern, an welcher Stelle eines Sonntagsausflugs ich zum ersten Mal auf eine Hagebutte getreten bin? Selbst für einen Hagebuttenforscher, wenn es den denn gibt, ist das eine Vorstellung, die wohl kaum jemals wichtig für den Alltag oder die Arbeit werden kann.

Auch hirnphysiologische Veränderungen müssen bedacht werden. Die Umstellung im Gedächtnis von Geruchsauslösern zu Wort- oder Bildinformationen hat zweifellos auch damit zu tun, dass sich während der Pubertät das Gehirn und seine Architektur stark verändern und dabei die Ausbildung des Großhirns und die Beschleunigung der Signalübertragung eine entscheidende Rolle spielen. Der Geruchssinn rückt bei der Welterfassung weiter nach hinten, was die Rangfolge angeht, und unsere rationalen Zugangs- und Verarbeitungsweisen werden ausgeprägter und wichtiger. Wenn man so will, wiederholt sich auf der Ebene des Individuums eine Entwicklung, die zuvor die Gattung Mensch einmal durchlaufen hat, oder wie wir es wissenschaftlicher formulieren: Es wird *onto-genetisch* (das heißt: bezogen auf das Einzelwesen) nachvollzogen, was *phylogenetisch* (die Gattung betreffend) bereits der neue Stand der Dinge ist.

Das Gefühl eines Zurückversetztseins darf man vor dem Hintergrund solcher Überlegungen also durchaus in einem Doppelsinn verstehen. Wir kehren in der Vorstellung in unsere eigene Kindheit zurück, zugleich aber auch in die Kindheit der Menschheit. Gerüche bringen uns in eine Zeit zurück, in der die Welt für uns noch ein großer Strauß von Gerüchen war. Eine Welt, in der man sich zurechtfand, indem man sich erinnerte, wo sich das Angenehme befand, das man wieder aufsuchen sollte, und wo das Unangenehme lauerte, das es zu umgehen galt. Eine Welt, in der eine solche Orientierung unmittelbar gelingen musste, wollte man nicht gegenüber anderen, die schneller und intuitiver waren bei ihrer Suche oder Flucht, einen entscheidenden Nachteil haben. Wir kehren zurück in eine vergangene Welt, in der schließlich auch noch Freundschafts- und Liebesbeziehungen daran festgemacht wurden, ob man den anderen (dauerhaft) riechen konnte oder nicht.

Kindheitserinnerungen kommen uns also deshalb so frisch und unberührt vor, wenn uns denn ein Geruch auf den Geschmack bringt, weil sie in einer abgeschiedenen Region unseres Erinnerns überdauert haben. Sie sind wie Vögel, die auf einer Insel saßen, die sich vom Kontinent wegbewegt hat, und immer noch das alte Lied singen, wo auf dem Festland schon längst andere Töne herrschen. Kindheitserinnerungen sind so gesehen Paradiesvögel, die von weither kommen und uns in ein kurioses Staunen versetzen.

So muss man es sich auch erklären, warum sie nicht einfach

wie alle anderen Gedanken und Vorstellungen immer neu erinnert und dabei überschrieben werden. Es ist ja, wie wir im ersten Kapitel dargestellt haben, der Grundzug von Gedächtnis, dass es nie unverändert bleibt, sondern sich ständig anpasst und neu ausrichtet, je nachdem, was die Gegenwart Neues und Interessantes hinzubringt. Unsere Kindheitserinnerungen, die uns plötzlich heimsuchen, vermittelt durch das Auftauchen von Gerüchen, werden aber eben gar nicht neu bewertet und im Licht der Gegenwart neu gedeutet. Alles, was man mit ihnen anfangen kann, besteht in der reinen Freude an ihrem Dasein, in ihrer, wenn man es geisteswissenschaftlicher will, ästhetischen Qualität. Wir betrachten die Erinnerungen im Grunde wie Bilder im Museum, mit dem seltsamen Erstaunen, dass es Dinge in der Welt gibt, mit denen man so nicht rechnen kann oder schon lange nicht (mehr) gerechnet hat. Kindheitserinnerungen müssen gar nichts anderes können, als uns ein bestimmtes Gefühl zu vermitteln, wie es in einer Welt zugeht, die nicht mehr ist, und sie tun dies, ohne dass wir danach gefragt hätten. Alles, was daraus folgt, ist bestenfalls Literatur oder Filmkunst.

So begeben wir uns mit Lewis Carroll und seiner Alice ins *Wunderland*, wir folgen Marcel Proust auf seiner *Suche nach der verlorenen Zeit*, und wir begleiten als eifrige Kinogänger Ben Stiller auf seinen Rundgängen *Nachts im Museum*.

Einmal gebissen, doppelt vorsichtig

Bringen wir es auf den Punkt: Das Gedächtnis der Gefühle – oder auch unser emotionales Gedächtnis – ist die einzige Abteilung in Sachen Erinnerung, in der es nicht irgendwie *genial* zugeht. Nichts von dem, was wir an selbständiger Weiterentwicklung, kluger Fortschreibung und kreativer Zukunftsplanung mit ihm in Verbindung gebracht haben, findet hier statt. Emotional gefärbte Erinnerungen erweisen sich als resistent gegen unsere rationalen Eingriffe, sie entziehen sich ihnen konsequent oder bleiben einfach unberührt davon.

Das kann durchaus positive Effekte haben. Wir geben uns romantisch, so lange jedenfalls, wie die Erinnerungen noch angenehm sind, und lassen uns gern in eine Gegenwelt zu unserem Alltag entführen. Dort warten auf uns Eindrücke wie auf den Bildern der Impressionisten, von denen Theodor W. Adorno einmal meinte, sie kennten die Welt nur am Sonntag. Alles scheint wie entrückt und hat eine eigene Aura. Wie es Walter Benjamin definierte, handelt es sich dabei um ein »sonderbares Gespinst aus Raum und Zeit: einmalige Erscheinung einer Ferne, so nah sie auch sein mag«.[12]

Doch der Zauber verfliegt schnell, wenn die Effekte nicht mehr positiv sind und die Erinnerungen unangenehm werden. Spätestens jetzt wird das Unzeitgemäße unseres emotionalen Gedächtnisses zum Problem. Anstatt sich zu öffnen für eine Zukunft, in der man grundsätzlich versuchen sollte, die Dinge besser zu machen (oder wenigstens anders), hängen sie mit seltener Sturheit an einer Vergangenheit, die uns nicht mehr loslassen will. Und ketten uns damit an Erinnerungen fest, von denen wir sehr gern loskommen würden – einfach nur deshalb, weil sie eben unangenehm oder geradezu schmerzhaft sind. Wir sind, um es noch einmal mit Nietzsche zu sagen, wie die Tiere »am Pflock des Augenblicks« festgemacht und drehen uns nur im Kreis, wo wir eigentlich vorankommen möchten. Wir haben längst eingesehen, dass wir etwas hinter uns lassen müssen – ein schmerzliches Erlebnis, eine ungute Beziehung, eine schwierige Kindheit –, und doch gelingt es uns nicht.

Noch einmal greifen wir für ein passendes Beispiel auf Marcel Proust zurück. Ein anderes großes Thema in seinem Roman *Auf der Suche nach der verlorenen Zeit* ist nämlich die Eifersucht. Und auch sie hat etwas damit zu tun, dass mit Gefühlen bestimmte Vorstellungen verbunden sind, die sich unweigerlich einstellen. Nur sind es in diesem Fall eben nicht mehr die angenehmen Kindheitserinnerungen, sondern Visionen eines möglichen Betrogenseins oder des Verlusts der geliebten Person. Wie es der Romanheld in *Eine Liebe von Swann* durchlebt, sucht sich nun ein ängstlich gestimmter Geist die zu seiner Stimmung passenden Bilder. An sich harmlose Szenen werden dann ausgemalt zu Belegen, dass Betrug im Spiel sein muss oder zumindest versucht wird.

Wie kommt es aber dazu, dass wir Dinge mit Eifer tun und davon nicht lassen können, obwohl wir sie womöglich längst schon durchschaut haben und gedanklich über sie hinweg sind? Warum erleben wir oft sogar noch Jahre nach einer Trennung einen Anflug intensiver Gefühle, wenn wir den einstigen Partner wiedersehen? Und zwar: ob wir es wollen oder nicht!

Wir hatten schon angekündigt, noch einmal über die Amygdala reden zu müssen und ihren Beitrag zur Erinnerung. Wer sich ein wenig in der Literatur umtut, wird feststellen, dass diese Region schon beinahe Kultstatus erreicht hat und die Mythen ihrer weitreichenden Wirkung bis in die

Popkultur vorgedrungen sind. Wir wollen es deshalb möglichst kurz und nüchtern halten. Eine Grundeinsicht, auf der der Psychologe und Neurowissenschaftler Joseph LeDoux besteht, der wie kein anderer seit rund zwei Jahrzehnten die Forschung vorantreibt und auch popularisiert, besteht darin, dass die Verbindungen der Amygdala zu unserem Großhirn weitaus stärker sind als die Leitungen, die von dort zu ihr zurückkommen. Das bedeutet nichts anderes, als dass der Output der Amygdala zu den Regionen, die uns überlegen, planen und unsere Vorhaben rational durchdenken lassen, deutlich größer ist als der Input, den sie von dort erfährt. Kurzum: Die Amygdala bestimmt selbst gern und lässt sich kaum etwas sagen. Aus dieser Grundeinsicht erklärt sich schon einmal, warum es so schwer oder wenigstens mühsam ist, gegen manche Gefühle wie Furcht oder auch Eifersucht anzukämpfen.

Und auch in Sachen Erinnerung zeigt die Amygdala eine deutliche Tendenz zur Dominanz. Werden doch gerade jene Gedächtnisspuren verstärkt, die mit ihrer Hilfe emotional eingefärbt werden. Das heißt, jene Erinnerungen, die mit Gefühlen verbunden sind, bleiben uns länger und deutlicher im Gedächtnis erhalten. Das fand man schon bei Experimenten in den 1950er Jahren heraus. Und damit haben wir auch schon einen Hinweis darauf, warum es nicht nur schwer ist, gegen Gefühle anzukämpfen, sondern auch, gefühlsbeladene Erinnerungen wieder aus dem Sinn oder dem Gedächtnis zu bekommen.

Eine andere Grundeinsicht hat damit zu tun, welcher besonderen Logik unser emotionales Gedächtnis folgt – und im Zusammenhang damit es uns so schwer macht nachzuvollziehen, was mit uns geschieht, wenn wir wie unter Zwang entscheiden und handeln.

Das emotionale Gedächtnis hat es mit Lerninhalten zu tun, deren Gegenstände nicht nur wahrgenommen, sondern zugleich auch bewertet werden. Ich habe die Hand auf der glühenden Herdplatte. Ich sehe das Glühen, ich spüre die Wärme und empfinde zugleich Schmerz. Da solches Wissen wichtig ist, wenn man in seinem Leben noch etwas mit seinen Händen anfangen will, wird es ganz besonders gut memoriert. Schmerz macht aufmerksam.

Das kann man noch leicht verstehen. Problematisch wird es erst, wenn im emotionalen Gedächtnis eine Assoziationsverbindung zustande kommt, die sich nicht mehr gemäß der vorgestellten Logik einer Schmerzvermeidung nachvollziehen lässt. Wer noch vor Augen hat, was es mit den sogenannten Pawlow'schen Reflexen auf sich hat, kann es schnell verstehen. Iwan Petrowitsch Pawlow, ein russischer Mediziner und Physiologe der vorvergangenen Jahrhundertwende, ist weithin bekannt durch seine Verhaltensstudien mit Tieren. Besonders populär wurden seine Versuche mit Hunden. Eines der Experimente geht so: Ein Hund bekommt etwas zu fressen, das er mag. Mit der Ausgabe des begehrten Futters ertönt ein Klingelton. Das wird viele Male wiederholt. Ertönt nun ein Klingelton, läuft dem Tier das Wasser im Mund zusammen, selbst wenn gar kein Futter bereitsteht. Normalerweise gehen wir von einer kausalen Verbindung aus: Hier ist das Essen, es riecht, das Riechen löst den Speichelfluss aus. Die Gegenwart des Essens, die durch den Duft angezeigt wird, kann aber ersetzt werden durch irgendeinen Reiz, der nur, der Hebb'schen Regel folgend, zur gleichen Zeit präsentiert werden muss. Dann wird unser Gedächtnis darauf eingestellt oder konditioniert, eine Folgeverbindung herzustellen zwischen zwei Ereignissen, die an sich gar nichts miteinander zu tun haben müssen. Der Klingelton kann ebenso gut anzeigen, dass jemand vor der Tür steht, wie er als ein Zeichen dafür herhalten kann, dass das Essen bereitsteht. Der Klingelton kann auch einfach gar nichts bedeuten, sein Auftreten bei der Essensausgabe zufällig gewesen sein (die Tür stand offen, es wehte ein Wind, das Windspiel klingelte vor sich hin).

Wie bei den Pawlow'schen Reflexen kann auch das assoziative Lernen von Schmerz manipuliert werden. Bei den Experimenten zur Furchtkonditionierung mit Mäusen und Ratten hat man dies getestet. Ein bestimmtes Signal wird gegeben und zugleich Schmerz stimuliert, ohne dass die Maus oder Ratte sich der Ursache des Schmerzes bewusst ist. Zu dem Klingelton, um im Beispiel zu bleiben, werden etwa Elektroschocks verabreicht. Das Ergebnis der Konditionierung besteht darin, dass bei Ertönen des Klingeltons eine Reaktion einsetzt, die in Erwartung des darauffolgenden Schmerzes Furcht anzeigt. Im Experiment ist das klassischerweise das Einfrieren der Bewegung, im Fachenglisch *freezing* genannt. Diese Reaktion muss aber nicht durch Schlüsselreize (im Englischen: *cue dependent*) erfolgen, sie kann auch kontextabhängig sein.[13] Dann wird der Raum oder die Umgebung in Verbindung mit dem Schmerzereignis gebracht, das durch den Elektroschock entsteht. Wird das Tier zu einem späteren Zeitpunkt in dieselbe Umgebung gebracht, kommt es wiederum zum Freezing. Interessanterweise muss man die Tiere schlafen lassen, damit diese Art der Furchtkonditionierung gelingt. Denn die Assoziation mit der Umgebung wird mitilfe des Hippocampus aufgenommen, der wiederum wie ein Zwischenspeicher wirkt, der erst im Schlaf das Gelernte in das Langzeitgedächtnis transferiert. Anders bei den Schlüsselreizen.[14] Bei ihnen kommt die Amygdala ins Spiel, und es braucht keinen Schlaf zur Verfestigung des Gelernten.

Ausgehend von diesen Mechanismen kann man jetzt nachvollziehen, wie es auch beim Menschen zu Furchtreaktionen kommt, die an sich gesehen unlogisch sind. Erleben wir beispielsweise einen schlimmen Unfall, wird nicht nur der eigentliche Vorgang, der zum Unfall geführt hat, in seiner kausalen Abfolge memoriert, sondern auch seine Begleiterscheinungen. Treten die Begleiterscheinungen nun erneut auf, nicht aber ein vergleichbarer Hergang, der zum Unfall führen könnte, kann es sein, dass wir dennoch Furcht empfinden. Noch anspruchsvoller kann man sich die Sache denken, wenn ein und derselbe Hergang in verschiedenen Situationen zu unterschiedlichen Ergebnissen führt, im einen Fall zum Unfall, im anderen nicht. Nichtsdestotrotz steigt die Wahrscheinlichkeit, nachdem wir beim ersten Mal gelernt haben, wie ein Ereignis mit einer schmerzvollen Erfahrung verbunden ist, dass wir beim zweiten Mal dann Furcht empfinden, wenn sich die Dinge nur scheinbar wiederholen.

Endgültig zum Problem wird die Sache dadurch, dass wir emotional gesehen und den Mechanismen unseres Gedächtnisses folgend nicht besser dran sind als die Maus und die Ratte im Labor. Die Nager können nicht einsehen, dass der Klingelton ursächlich gar nichts mit dem verabreichten Schmerz zu tun hat, der unmittelbar auf sein Ertönen folgt. Wir können das zwar einsehen – dass also etwa das plötzlich laut gestellte Radio im Auto nichts mit dem Crash zu tun hatte, der darauf folgte, als ein nachfolgendes Fahrzeug auffuhr –, aber das hilft uns nicht weiter. Es nützt auch nichts, wenn wir verstehen, dass nicht jede Verkehrssituation, in der Stoßstange an Stoßstange gefahren wird, unfallträchtig sein muss. Denn obwohl wir das wissen und einsehen können, bleibt es uns doch nicht erspart, wie die Mäuse und Ratten vor Schreck zu erstarren, wenn die Umstände genug Ähnlichkeit mit der ursprünglichen Lernsituation aufweisen. Das emotionale Gedächtnis gibt sich hierbei uneinsichtig und beharrt darauf, dass wir weiter höchste Vorsicht walten lassen, auch wenn unser Verstand längst schon Entwarnung gegeben hat.

Und noch eine Schwierigkeit kommt hinzu, und wir haben auch schon die neuronalen Mechanismen angesprochen, die ihr zugrunde liegen. Liegt nämlich einmal eine *Furchtkonditionierung* vor, dann besteht die Gefahr, dass sie immer weiter verstärkt wird. Das hat damit zu tun, dass nun Hormone ins Spiel kommen, und diese Hormone wiederum auf die Amygdala und den Hippocampus wirken und beide nochmals aktivieren. Wie beschrieben, ist solcher Stress der Ausgangspunkt für eine Hormonausschüttung im Körper, die dann zurück ins Gehirn wirkt und dort das emotionale Gedächtnis noch einmal mehr in Alarm versetzt. Eine Eskalation ist die Folge. Und irgendwann sind wir nicht mehr in der Lage, das zu tun, was für uns vorher noch selbstverständlich war.

Wer denkt, das sei krankhaft und passiere ihm nicht, der hat für den ersten Teil der Aussage vermutlich recht, beim zweiten Teil vermutlich eher nicht, denn irgendein Erlebnis dieser Art von Sensibilisierung und ihrer Übertreibung hat vermutlich jeder schon einmal gehabt. Prüfen Sie sich: Wenn Sie am Feierabend durch den Wald joggen, wie reagieren Sie auf die Hunde, die dort an der Seite ihres Herrchens meistens unangeleint durch den Wald tollen? Vermutlich entspannt, solange nie etwas vorgefallen ist. Hat Sie aber einmal ein Hund wirklich gebissen, ist es vorbei mit der Gelassenheit. Auch wenn Ihnen künftig alle Hundebesitzer schon von Ferne zurufen sollten, der Hund tue nichts und wolle doch nur spielen, merken Sie unweigerlich, wie das Adrenalin in Ihren Adern hochsteigt. Und versuchen Sie einmal, dagegen etwas zu tun! Im Englischen ist aus einer solchen Erfahrung eine Redewendung entstanden, die es auf den Punkt bringt: *Once bitten, twice shy*, wurde man einmal gebissen, ist man doppelt vorsichtig. Und die Gleichung ist so angelegt, dass sie auch mit Vielfachen umgehen kann. Wird man zweimal gebissen, ist man viermal so vorsichtig und so weiter.

Warum man Ängste überwindet, wenn man sich ihnen stellt

Es bleibt die bange Frage, wie man vorgeht, wenn die Lage erst einmal so verfahren ist und durch bloße Einsicht offenbar keine Besserung mehr erzielt werden kann. Das Einfachste wäre natürlich, wenn die Neurobiologie ein Wundermittel bereitstellte. Eines, das man nur verabreichen muss, und schon ist die immer weiter wachsende Angst verschwunden.

Wir haben auch schon im ersten Kapitel von einem solchen Mittel berichtet, und zwar im Zusammenhang mit der Proteinsynthese in der Synapse bei der Verfestigung von Erinnerungen. Das Antibiotikum Anisomycin führte in den Experimenten mit Mäusen dazu, dass sich in der Amygdala eine klassische Furchtkonditionierung verhindern ließ. Doch von einer Anwendung bei Menschen ist man noch weit entfernt. Dasselbe gilt für die zweite Möglichkeit, von der wir berichtet haben, nämlich falsche Vorstellungen im Gedächtnis einer Maus zu erwecken. Das geschah durch ein Verfahren der Optogenetik, also der Manipulation von Hirnzellen durch Genveränderung. Diese bewirkt, dass sich Neurone mittels Lichtimpulsen an- und ausschalten lassen. Unliebsame Erinnerungen könnten so einfach ausgeknipst werden. Aber auch das ist heute noch ferne Zukunftsmusik, wenn man an eine Anwendung beim Menschen denkt. Wenn es um eine *klinische* Löschung von Gedächtnisinhalten geht, hat sich einzig die klassische Elektroschocktherapie bewährt. Auch davon war schon die Rede. Ein Problem dabei, neben vielen anderen, besteht jedoch darin, dass diese Methode wenig zielgenau ist. Einzelne unliebsame Erinnerungen lassen sich auf diese Weise jedenfalls nicht ausschalten – von den weitergehenden Nebenwirkungen ganz zu schweigen.

Immerhin ist es aber kürzlich gelungen, etwas mehr zu erfahren darüber, wie spätere Ereignisse im Zusammenhang mit Furcht auf frühere Lerninhalte zurückwirken können. Man hat Probanden Wortlisten lernen lassen in neutraler Umgebung und dann noch einmal andere Listen unter Zugabe von (milden) Elektroschocks. Dabei hat sich herausgestellt, dass nicht nur die Inhalte der Liste besser behalten wurden, die mit der unangenehmen Empfindung des Schocks verbunden war. Man kam auch zu dem Ergebnis, dass die Schocks auch noch rückwirkend wiederum Effekte zeigten. Jene Inhalte, die aus der ersten Liste stammten – also noch ohne Schmerz gelernt worden waren –, zugleich aber einen Bezug hatten auf die späteren, unter Schmerz gelernten Wörter, wurden ebenso besser behalten. Nicht unmittelbar nach der Schmerzzufuhr, dafür aber langfristig. Es gelang damit zum einen, ursprünglich neutrale Inhalte emotional aufzuladen, denn auch sie wurden nun rückwirkend mit den schmerzbegleiteten Wörtern in Zusammenhang gebracht. Zum anderen wurde diese Emotionalisierung genutzt, um die Erinnerung an sie zu stärken.

Die Forscher schließen daraus, dass es so etwas wie emotionales Lernen gibt und dass dieses Lernen auch rückwirkend genutzt werden kann.[15] Für unsere Zusammenhänge gilt es nun *nur noch*, dieselbe Prozedur in umgekehrter Richtung zu vollziehen. Anstatt nicht emotionalisierte Inhalte gefühlsmäßig aufzuladen, müssten emotionsbelastete Erinnerungen gefühlsmäßig neutralisiert werden.

Wir haben das *nur noch* hervorgehoben, weil es offenbar nicht ganz so einfach ist, diesen letzten Schritt zu gehen. Dennoch gibt es Fortschritte, die hoffnungsvoll stimmen. LeDoux und seiner Kollegin Elisabeth Phelps ist es inzwischen gelungen, nicht nur Furchterinnerungen bei Mäusen zu löschen, sondern ansatzweise auch beim Menschen.[16] Beide Forscher machen sich dabei einen Mechanismus zunutze, den wir schon im ersten Kapitel beschrieben haben und der sich nun auch in Hinsicht auf die Amygdala als grundlegend für unser neues Verständnis von Gedächtnis erweist.

Es geht noch einmal um die Proteinsynthese und den Umstand, dass Gedächtnisinhalte bei Wiedererinnerung nicht einfach nur aufgerufen werden, sondern noch einmal einen Wandlungsprozess durchmachen. Gedächtnisspuren werden, wir erinnern uns, erneut labil, also formbar, und müssen dann in einem zweiten Schritt wieder verfestigt oder rekonsolidiert werden. Unser Gedächtnis macht also bei erneuter Präsentation eines Inhalts zuerst einmal ein Fragezeichen hinter den Aufruf: Soll das Erinnerte wirklich so bleiben, wie es präsentiert wird? Braucht es eine Aktualisierung im Licht neuer Begebenheiten? Für einen Augenblick zeigt sich damit die Erinnerungsspur verletzlich, wie man im Fachenglisch sagt (*vulnerable*), und jene Verletzlichkeit macht sich nun das Forscherduo bei gefühlsbelasteten Inhalten zunutze. Die Erinnerung wird mit Evidenzen einer Gegenwart konfrontiert, in der das einstmals Furcht auslösende Moment keine Wirkung mehr zeigt. Folgte etwa früher auf ein Signal ein bestimmter Schmerz, folgt nun keiner mehr oder sogar ein angenehmer Eindruck. Geschieht eine solche Konfrontation in einem ganz bestimmten Zeitfenster nach dem Wiederaufruf – wir hatten schon von Versuchen berichtet, die von etwa sechs Stunden ausgehen –,[17] besteht offenbar eine Chance, eine angelernte Furcht auch wieder abzulegen. Auch bei Abhängigkeiten der verschiedensten Art scheint derselbe Mechanismus zu greifen.[18] Das Ziel einer Behandlung besteht vor allem darin, Rückfälle zu verhindern.

Wir sind beim Design solcher Verfahren schon ganz in der Nähe von Therapien, auf die sich Psychiatrie und Psychologie seit langem stützen. Auch sie rechnen grundsätzlich damit, dass man dem Gedächtnis der Gefühle eher dadurch etwas beibringt, dass man den unliebsamen Emotionen neutrale oder auch angenehmere gegenüberstellt, in möglichst vergleichbaren Situationen. Höhenangst etwa begegnet man dadurch, dass Betroffene sich in Begleitung an hoch gelegene Stellen begeben und dort erfahren, dass Höhe keine Gefahr für sie bedeuten muss. Je öfter das Höhensignal ohne spürbare Folge bleibt, umso eher besteht eine Chance, seine diesbezügliche Furcht auch wieder loszuwerden.

»Nur eine Waffe taugt: – die Wunde schließt der Speer nur, der sie schlug«, heißt es in Richard Wagners *Parzival*, und der hat es von Wolfram von Eschenbach und der wiederum von den alten Griechen. Und so sind wir einmal mehr bei einer Romantik angekommen, ohne die sich unser Gedächtnis der Gefühle wohl nicht verstehen lässt. Zu positiv sollte man es jedoch nicht sehen: Auch wenn der Speer heilt, ist er doch ein spitzes und kaltes Instrument. Wer sich seinen Ängsten stellen muss, um sie zu überwinden, muss sich eben erst überwinden, um sich ihnen zu stellen.

Nun lösen wir aber wieder die Anker der Gefühle aus der Vergangenheit und machen uns auf in eine schönere Zukunft. Zumindest in eine solche, die unser Gedächtnis erwartet, wenn wir älter werden.

KAPITEL 6

Gedächtnis und Älterwerden – oder: Vergessen ist menschlich und bringt uns weiter

Ferienzeit. Sie haben an alles gedacht, die Zeitung abbestellt, die Blumentöpfe zum Nachbarn gebracht. Sie sind schon auf dem Flughafen und durch die Sicherheitskontrolle durch und warten am Gate auf das Boarding. Ihrem Sitznachbarn fällt der Schlüssel aus der Tasche – und wie ein kleiner, stechender Schmerz schießt Ihnen die Frage durch den Kopf: Habe ich die Wohnungstür wirklich abgeschlossen? Sie gehen alles noch einmal gedanklich durch: Ja, ich habe alle Lichter ausgemacht, die Hauptwasserhähne zugedreht und den Fernseher ausgesteckt, falls ein Gewitter kommt. Aber die Tür, die Tür …? Richtig, da kam noch eine SMS von der Fluggesellschaft, der Abflug würde sich um mindestens eine Stunde nach hinten verschieben. Sie sehen genau vor sich, wie Sie das Smartphone wieder in die Tasche packen, aber da sind Sie schon im Aufzug. Was war kurz davor? Haben Sie die Tür wirklich abgeschlossen? Nagender Zweifel macht sich breit, schließlich rufen Sie Ihren Nachbarn an und bitten ihn, nachzusehen. Und Sie beginnen den Anruf mit dem Ausruf: »Lieber Nachbar, ich werde alt und vergesslich!«

Wer jetzt auf Entwarnung hofft, den müssen wir enttäuschen. Doch, ja, es ist so, Sie werden alt und vergesslich, wir alle werden es. Und nichts auf der Welt hält (bislang) den eben beschriebenen Prozess auf. Mit ungefähr 25 bis 30 Jahren fängt es an, mit dem sogenannten Multitasking bergab zu gehen. Es fällt uns schwerer, verschiedene Dinge auf einmal zu erledigen und zugleich im Kopf zu behalten. Wir lassen uns ablenken – die SMS von der Fluggesellschaft – und haben nicht mehr bewusst vor Augen, was wir zur gleichen Zeit sonst noch alles gemacht haben. Vermutlich haben wir wirklich die Tür abgeschlossen, es gehört zu unserer Routine, und der Nachbar wird ein wenig gönnerhaft zurückrufen (obwohl ihm das auch passiert) und versichern, dass alles in Ordnung ist. Wir haben alles richtig gemacht, wir haben es nur nicht mehr im Kopf.

Aber auch wer jünger ist, kennt das. Denn bei jener Art von Gedächtnis, von der wir gerade reden, stoßen wir insgesamt schnell an unsere Grenzen, handelt es sich doch um das Arbeitsgedächtnis, von dem im ersten Kapitel die Rede war. Wir erinnern uns: Mehr als durchschnittlich sieben Informationseinheiten können wir auch in Bestform nicht im Kopf behalten. Im Alter werden es einfach weniger. Das hat damit zu tun, dass manche Areale im Stirnlappen unseres Gehirns nicht mehr so schnell arbeiten. Auch beim Rechnen etwa gelingt es uns nicht, das Tempo unserer Jugend beizubehalten.

Damit kommen wir aber auch schon zu den besseren Aussichten, die sich im Alter für unser Gedächtnis ergeben. Einmal mehr geht es uns darum, den größeren Zusammenhängen nachzugehen, in denen unser Gedächtnis agiert und dabei auch zu anspruchsvolleren Aufgaben herangezogen wird. Und es zeigt sich, nicht zuletzt im Licht neuerer Forschungen, dass wir beim Älterwerden keineswegs nur mit Verlusten rechnen müssen. Vielmehr scheint sogar das Gegenteil der Fall zu sein: Manches, was wir bislang als Verlust bewertet haben, kann sich sogar als ein Gewinn herausstellen. Vergessen ist dann keine Blamage mehr, sondern Fortschritt. Das Selektive unseres Erinnerns keine Kaprize, sondern eine wohldosierte Maßnahme. Das Altern hätte also insgesamt eher mit einem Umbau unseres Gedächtnisses zu tun als mit einem Abbau. Das ist also der Schlüssel, von dem wir im Folgenden ausgehen: Das Gedächtnis, wenn es altert, ist nichts, was uns in unserem Leben einschränkt, sondern umgekehrt etwas, das uns hilft, mit den anstehenden Aufgaben angemessen umzugehen und fertigzuwerden. Gedächtnis erweist sich einmal mehr als ein Agent unserer Zukunft.

Wie aus einem schlechten Gedächtnis ein gutes werden kann

Der erste Rat in Sachen Gedächtnis und Altern klingt einfach. Lassen Sie sich nichts vormachen! Studien zeigen es immer wieder: Sobald uns versichert wird, dass wir in einer bestimmten geistigen Disziplin besonders schlecht sind, schneiden wir auch bei Tests regelmäßig schlechter ab. Unzählige Untersuchungen zu Themen wie: »Können Männer oder Frauen besser Mathematik oder Sprachen?«, »Wer liest besser, finnische oder deutsche Schüler?« zeigen sehr verlässlich, wie die Leistung unter Vorurteilen leidet. Je mehr man vom Fehlen einer Fähigkeit überzeugt ist, umso schlechter die Performance. Erst recht, wenn die eigene Fehlleistung vermeintlich medizinische oder biologische Ursachen hat. Und ganz besonders, wenn die Unterschiede mit dem Alter zu tun haben. Weil man die Joggingstrecke etwas langsamer läuft als früher, glaubt man, auch die intellektuellen Fähigkeiten müssten dramatisch schlechter werden. Man bildet sich ein, sich beim Sprachenlernen oder beim Einüben eines Musikstücks schwerer zu tun. Und das ist natürlich auch so, aber vielleicht nicht in dem Ausmaß, wie es der Alarm wegen des Alters nahelegt.

Beginnen wir also schon aus dem Grund verbesserter Motivation mit einer großen Gegenrechnung: was alles besser wird. Zugegeben haben wir ja bereits, dass es eine Sorte Gedächtnis gibt – das Arbeitsgedächtnis –, bei dem wir in der Tat Einbußen erleiden. Besser wird es aber in anderer Hinsicht, und die darf man getrost als wesentlich grundsätzlicher ansehen.

Um sich das vorstellen zu können, muss man zuerst einmal einen Blick auf die Gesamtentwicklung werfen. Die Ausbildung unseres Gedächtnisses erscheint dann eingebettet in die Entwicklung unserer Hirn- und Denkstrukturen. Sie folgt im Grunde immer dem gleichen Schema, allerdings einem, das auf den ersten Blick eigenartig erscheinen mag. In einem ersten Schritt wird ein Übermaß an Ressourcen bereitgestellt, das in einem zweiten Schritt dann wieder abgebaut wird. So entwickelt das Gehirn eines Neugeborenen ungeheure Mengen von Verbindungsstellen, also Synapsen, und zwar in astronomischen Größenordnungen. Nur ein Beispiel: Von der Geburt bis zum Ende des ersten Lebensjahres erhöht sich die Anzahl der Synapsen derart rapide, dass pro Sekunde (!) 1,8 Millionen neue Verbindungsstellen geschaffen werden. Ab dem zweiten Lebensjahr verlangsamt sich der Prozess, und es kommt sogar zur Umkehr. So werden bis zum fünften Lebensjahr allein in der Großhirnrinde wieder 20 Milliarden Synapsen abgebaut.[1] Schon in den ersten vier Jahren formt sich das Gehirn demnach so aus, dass es den vorliegenden Anforderungen am besten gerecht wird.

Und nur das wird beibehalten, was tatsächlich gebraucht wird. Etwa die Sprache: Sehr unterschiedliche Lautkombinationen, grammatische Muster und semantische Verbindungen wären möglich gewesen. Was sich bis zum fünften Lebensjahr aber an Verknüpfungen durchsetzen konnte, wird von nun an die Muttersprache des heranwachsenden Menschen sein. Die Reduktion war nötig, nicht deshalb, weil der Mensch von Haus aus gern engstirnig ist und in Sachen Muttersprache ein Chauvinist. Vielmehr wurden mögliche Sprachkapazitäten abgebaut, damit die eine Sprache möglichst gut funktioniert. Die Verringerung der Synapsen hat also damit zu tun, die bestehenden Kräfte zu bündeln. Um in einer Sprache, der Muttersprache, wirklich gut und am Ende perfekt zu werden, muss man auf anderes verzichten, was auch noch möglich gewesen wäre.

Eine vergleichbare Entwicklung setzt noch einmal in der Phase der Pubertät ein. Das Gehirn macht erneut einen regelrechten Sprung im Wachstum. Die Kapazitäten im Stirnlappen erweitern sich ab dem zwölften Lebensjahr dramatisch, Verbindungen werden in der Folge aber an anderer Stelle wieder abgebaut. Im Gehirn wird zugleich ein Prozess verstärkt, den man *Myelinisierung* nennt. Gemeint ist damit eine Art Ummantelung von Nervenleitungen (Axonen) mit einer Isolierschicht, die zur besseren elektrischen Abdichtung der Leitungen und damit zur Erhöhung der Signalgeschwindigkeit beiträgt. Die Menge dieser Ummantelung erhöht sich während der Pubertät um fast das Doppelte.

Das Problem ist nun: Nur wenn unser Gehirn mit einem solchen High-Speed-Netz arbeiten kann, werden wir jemals mit den Denkaufgaben der Erwachsenen fertig. Der Nachteil besteht aber wiederum darin, dass zuerst einmal eine Auswahl getroffen werden muss. Welche Nervenverbindungen sind es wert, so perfekt ummantelt zu werden? Was werden wir in Zukunft am meisten brauchen?

Bleiben wir noch einmal beim Beispiel der Sprache. Vielleicht hat es der Leser selbst einmal bemerkt: Je weiter wir der Pubertät entwachsen, umso schwieriger wird es, neue Fremdsprachen zu lernen. Zwar nicht in dem Sinn, dass wir nicht mehr in der Lage wären, sie grammatisch zu begreifen oder die Vokabeln in den Kopf zu bekommen. Im Gegenteil, wer schon einmal eine Fremdsprache gelernt hat, tut sich meistens leichter. Umgekehrt fällt es uns aber immer schwerer, Selbstverständlichkeiten wie Betonung und Tonfall perfekt hinzubekommen. Man hört, dass wir die Sprache erlernt haben, es bleibt nun immer ein Akzent, ein ganz kleiner wenigstens, so lange wir die Sprache sprechen und so gut wir uns auch intellektuell in ihr bewegen mögen. Das Fachenglisch beschreibt das Phänomen mit einer Metapher: *windows of plasticity*. Ein Fenster der Plastizität schließt sich. Wir haben damit zwar eine Aussicht weniger, was wir aber haben und beibehalten, geht uns jetzt nicht mehr so leicht verloren – und kann effektiver genutzt werden. Wir schreiben Möglichkeiten ab, die wir einmal hatten, können aber dafür, was wir tun müssen, besser und schneller als bisher.

Wir bleiben bei der Anatomie, springen aber im Lebensabschnitt von den Teenagerjahren in die Zeit von 50 und darüber. Man hat festgestellt, dass unser Gehirn nicht gleichmäßig altert. Das heißt, es gibt Regionen, die früher betroffen sind, und andere, bei denen erst deutlich später ein vergleichbarer Abbau festgestellt werden kann. Für unsere Belange aufschlussreich sind dabei Unterschiede der rechten und der linken Hirnhälfte oder auch *Hemisphäre* des Gehirns. Das Volumen verringert sich rechts schneller als links, die Vertiefungen (*Sulci*) werden breiter, das Gewebe schwindet. Betroffen sind vor allem der Scheitel- und der Hinterhauptslappen. Die Rede von rechts und links darf man in dem Zusammenhang nicht absolut verstehen. Je nachdem, auf welcher Seite wir insgesamt unsere Präferenzen haben, sortieren sich auch die Funktionen der Hirnhälften. Bei 96 Prozent der Rechtshänder ist beispielsweise das Sprachvermögen links verortet, die Orientierung im Raum rechts. Bei Linkshändern verteilt sich die Aufmerksamkeit gleichmäßiger.

Der New Yorker Neuropsychologe Elkhorn Goldberg hat weiter festgestellt, dass bei Rechtshändern die rechte Hirnhälfte rund zehn Jahre früher altert als die linke.[2] Rechts beginnt die Alterung mit etwa 50 Jahren, links vergleichbar also erst mit 60.[3] Und er schließt aus diesem Umstand darauf, dass die Arbeit der rechten Hirnhälfte offenbar früher zurückgefahren werden kann als die der linken. Interessant für unsere Gedächtnisbelange ist das aus folgendem Grund. Die linke Hirnhälfte ist vor allem dazu da, Muster und Raster bereitzustellen, in die neue Erfahrungen eingeordnet werden können. Sprache ist ein besonders universelles Medium, um eine solche Mustererkennung zu ermöglichen. Wir verfügen über Konzepte, die wir den neu wahrgenommenen Gegenständen im Sinne einer Bedeutung zuordnen. Die rechte Hirnhälfte arbeitet anders. Hier geht es darum, überhaupt erst ein passendes Konzept und eine angemessene Bedeutung zu generieren. Die rechte Hirnhälfte ist also für die Behandlung von Neuem zuständig, sie leistet die Erstversorgung.[4] Man sagt auch, sie sei *holistisch* (aufs Ganze) ausgerichtet, versuche also immer, einen Zusammenhang zwischen vereinzelt auftretenden Phänomenen zu finden.[5] Die rechte Hirnhälfte brauchen wir demnach, um uns erst einmal einen Reim auf das zu machen, womit wir konfrontiert werden. Sie ist dazu da, sich in unbekanntem Terrain zu orientieren. Was sich erfolgreich behauptet, wird ins Langzeitgedächtnis übernommen.

Ein Aspekt dieser Umverteilung der Hirnaktivitäten von rechts nach links hat mit Stimmungen zu tun. So verarbeiten wir erfreuliche Nachrichten eher links- als rechtshemisphärisch. Kritische Einwände bei der Beurteilung neuer Situationen werden meistens in der rechten Hälfte formuliert; auf dieser Seite ist man offenbar noch weniger voreingenommen. Auch Botenstoffe spielen eine Rolle. Wenn es um Aufmerksamkeit und Stress geht, ist Noradrenalin im Spiel – und dieser Transmitter wird vor allem in der rechten Hirnhälfte ausgeschüttet. Dopamin, das die Kerne jener Regionen erreicht, die uns Belohnung versprechen (zum Beispiel der *Nucleus accumbens*), wird eher in der linken Hälfte wirksam. Zuletzt hat die Stimmungsaufhellung auch noch mit emotionalen Netzwerken zu tun. Der Mandelkern, den wir aus Kapitel 5 schon kennen, ist linksseitig positiver ausgerichtet, ruft also nicht, wie sein Pendant auf der rechten Seite, vor allem negative Gefühle wie Furcht oder Angst hervor.

Und dann gibt es schließlich noch einen Effekt, der uns das Älterwerden einfach nicht bemerken lässt. Unsere Hirnregionen sind zum Teil solidarisch miteinander, das heißt: Wird eine bestimmte Region schwächer, springt womöglich eine andere für sie ein. Bei Gedächtnistests stellte sich heraus, dass junge Probanden und ältere gleich gut abschnitten, im Magnetresonanztomographen zeigte sich jedoch, dass es Unterschiede gibt. Bei älteren Probanden wurden beim Lösen der Testaufgaben zusätzlich frontale Areale in Anspruch genommen. Andere Studien ergaben andere Formen von Kompensation.[6] Je nach Aufgabenstellung wurden die Aktivitäten umverteilt.[7]

Wir kommen zu einem Zwischenstand in der Partie Alter gegen Gedächtnis, und so sieht das Fazit aus: Wir gewinnen und wir verlieren, aber die Rechnung geht im Ganzen gesehen noch zu unseren Gunsten aus, zumindest noch lange Zeit, bevor sich das biologische Alter negativ bemerkbar macht. Erst dann altern auch die Zellen im Hirn auf entscheidende und irreparable Weise. Immerhin setzt man diese Schwelle erst bei etwa 85 Jahren an, und individuell kann sie noch oft und leicht überschritten werden. Bis Anfang 60 können wir jedoch noch mit einem deutlichen Leistungsplus rechnen.

Das ist möglich, weil wir zwar tatsächlich bei manchen Fähigkeiten abbauen – wir können uns nicht mehr so lange am Stück konzentrieren, an weniger Dinge zugleich denken und sind auch nicht mehr so schnell, was unsere gedanklichen Operationen betrifft. Wie geschildert, arbeitet das Arbeitsgedächtnis nicht mehr so effizient. Möglich ist der Gewinn aufs Ganze gesehen aber dennoch, weil wir nicht nur in der Lage sind, die hinzukommenden Schwächen unseres Arbeitsgedächtnisses zu kompensieren, wir beherrschen vielmehr auch noch Gedächtnisdinge, die zuvor außerhalb unserer Reichweite lagen. So können wir schon rein quantitativ gesehen auf viel mehr Wissen und Erfahrung zurückgreifen als früher und darüber hinaus mit diesem angehäuften Wissen besser umgehen. Es zeigt sich, dass sich in jahrzehntelangem, vielfach wiederholtem Durcharbeiten bestimmter Sachgebiete und Problemlagen eine Form von Verstetigung und Verdichtung unseres Wissens vollzogen hat.

Das kann bewusst geschehen, wenn wir aktiv und gut protokolliert an einer Theorie oder einem Gedankengebäude arbeiten. Es kann aber auch unbewusst vonstattengehen, insofern sich die Effekte ohne unser aktives oder willentliches Zutun ergeben. Schon bei den Wissensinhalten selbst scheint dieser Prozess einer souveränen Durchordnung zu beginnen. Irgendwann sitzen die Konzepte einfach, und dann kann man davon ausgehen, dass die Durchdringung des Stoffs bis zur Bildung der *conceptual cells* in der Großhirnrinde vorgestoßen ist. Aber auch bei den Lernvorgängen und Routinen, mit denen wir uns neue Inhalte erst erschließen, verbuchen wir auf eine unbewusste Weise entscheidende Fortschritte. Im Anglizismen liebenden Volksmund sagt man dazu gern *learning by doing* oder *learning on the job*: Wir werden besser, ohne dass wir genau sagen könnten, wie es dazu kam, einfach dadurch, dass man eine Sache immer wieder macht und dabei von allein dazulernt.

Das implizite Gedächtnis

Diese Art Routinen rechnet man in der Gedächtnisforschung dem sogenannten *impliziten Gedächtnis* zu. Darunter fallen körperliche Fähigkeiten wie das Radfahren und das Schwimmen, auch wenn diese meistens nie rein körperlicher Natur sind. Leibesübungen und besonders der Sport werden spätestens dann anspruchsvoll, auch intellektuell, wenn Gegner oder Mitspieler mit von der Partie sind. Auch das Musizieren ist ein grenzüberschreitendes Beispiel, wie auch das Lesen, Schreiben und Sprechen und alles, was mit Sprache und ihrer Äußerung zu tun hat. Erst recht gehören dazu unsere spezialisierten Routinen, die wir in der Ausbildung oder im Beruf entwickeln. Und man muss nicht Chirurg oder Astronaut sein, fast jeder Beruf beinhaltet solche Mischformen geistig-körperlicher Routinen.

Schauen wir schließlich noch auf die Belange der reinen Erkenntnis, wird zum impliziten Gedächtnis auch eine Form der Mustererkennung in der Wahrnehmung gerechnet. Sehe ich etwas Neues, und enthält dieser neue Gegenstand Formen, Strukturen oder Elemente von schon bekannten Konzepten, setzt ein Vorgang ein, den man *priming* nennt. Etwas, was später kommt, wird auf etwas zurückgeführt, was schematisch bereits angelegt ist. Unsere Erkenntnis ist dann schon vorgespannt in eine bestimmte Richtung. Nicht zuletzt die Werbung macht sich solche Voreingenommenheit zunutze. Markenartikel profitieren besonders vom Priming, wenn die Marke als solche etabliert ist und geschätzt wird.

Das Schöne ist, dass wir bei derartigen Könnerschaften im Grunde nie mehr schlechter werden. Fahrradfahren verlernt man nicht. Und wenn wir Klavier spielen, fallen wir auch nicht so schnell wieder hinter das Erlernte zurück – es sei denn, die Pause, die wir machen, ist sehr groß. Die Routinen im Beruf schleifen sich immer mehr zurecht, je länger wir unseren Job machen. Besonders standfest werden wir in unserem Tun, wenn wir über das darin erworbene Knowhow auch noch reflektieren und damit das implizite Wissen explizit und zugleich nachvollziehbar machen. So entstehen Methoden, wie man in Wissenschaft und Beruf besser vorankommt. Das vorliegende Buch ist zuletzt auch nichts anderes als ein solcher Versuch, die unbewussten Vorgänge in unserem Gedächtnis ans Licht zu bringen und daraus zu lernen.

Und auch der Folgeeffekt derart eingeschliffener Routinen und mit der Zeit verbesserter Methoden ist positiv. Je schneller, selbstverständlicher und zugleich überlegener die Organisation unseres Wissens im Gedächtnis funktioniert, umso leistungsfähiger werden wir. Den Verlust an Konzentrationsfähigkeit, Multitasking und Schnelligkeit machen wir wett – und weit mehr als das –, indem wir unseren optimierten Vorgehensweisen vertrauen. Wir durchdenken dann nicht mehr alles von vorn und neu, was uns präsentiert wird, sondern verwenden unsere Zeit nur noch auf das, was an Abweichungen zum üblichen Ablauf hinzukommt. Nur so schafft es ein Dozent an einer Massenuniversität heute, die Unmengen an Seminar-, Bachelor- und Magisterarbeiten in endlicher Zeit abzuarbeiten. Nur so kann der erfahrene Politiker eine überbordende Verwaltung im Griff behalten, und nur so kann ein jeder von uns, egal was er macht, mit dem Zuwachs an Verantwortung und Zuständigkeit umgehen, der mit jeder Form von beruflichem Fortschritt früher oder später verbunden sein muss. Arbeitsbelastung und Zutrauen können mit den Jahren wachsen, weil wir kontinuierlich besser werden.

Höhen und Tiefen in der Dichte unserer Erinnerungen

Wir beginnen mit einem Experiment, das jeder für sich zu Hause nachvollziehen kann. Fragen Sie sich, an welche Phase Ihres Lebens Sie die meisten und intensivsten Erinnerungen haben.[8] In der statistischen Normalverteilung ergibt sich folgendes Bild: Alles, was man zum ersten Mal erlebt und was zugleich eine besondere Erlebnisqualität mit sich bringt, wird gut erinnert. Der erste Kuss, die erste eigene Autofahrt, der Beginn des Studiums, das erste Projekt, das man im Beruf gut bewältigt hat, die Geburt des ersten Kindes. Das alles spielt sich meistens in einem Zeitraum von 15 bis 25 oder 30 Jahren ab. Ein Erinnerungsgipfel wird im Mittel zwischen dem 20. und dem 25. Lebensjahr erreicht. Fragen Sie sich, was Sie mit 35 erlebt haben, und Sie werden merken, sollten Sie das Alter schon einige Zeit überschritten haben, dass die Erinnerungen an diesen Zeitraum bei weitem nicht so dicht sind. Einen Anstieg der Kurve gibt es erst wieder ab dem 40. Lebensjahr. Nun sind es meistens Stufen auf der Karriereleiter, die zu einer Blockbildung in der biographischen Erinnerung beitragen. Man wird Abteilungsleiter, Auslandskorrespondent oder was auch immer, jedenfalls ist es mehr als zuvor, und das merkt man sich gern.

Und nicht nur das. Waren die Erinnerungen auf dem Gipfel der Jugend immer von der Art eines Einschnitts in die Biographie – neue Lebensphasen beginnen, das Liebesleben, das intellektuelle Leben, das Berufsleben und so weiter –, so sind die späteren Erinnerungen ungefähr ab 40 von der Art einer stufenförmigen Steigerung. Zuerst war man Praktikant, dann Hospitant, dann Redakteur bei einer Zeitung, wechselte anschließend zum Fernsehen, bekam seine eigene Sendung, wurde Chefredakteur und schließlich Intendant. Und irgendwann kommen wir an den Punkt, an dem auf unserer Gedächtnisskala die zweite Form der Erinnerungen, also jene, die uns unsere Existenz als Erwachsene kontinuierlich anreichert, die Oberhand gewinnt über unsere frischer erscheinenden Jugenderinnerungen. Die soliden Fortschritte werden in der Erinnerung wichtiger als die spektakulären. Zumindest was die Anzahl der Erinnerungen betrifft – nicht unbedingt hinsichtlich ihres absoluten Stellenwerts. Sie wissen schon: der erste Kuss, das erste Mal, oder wie es Hermann Hesse etwas poetischer formuliert: »Und jedem Anfang wohnt ein Zauber inne.«[9]

Neurogenese, ein Jungbrunnen für das Gedächtnis

Wie aber schlägt sich unser Gedächtnis im Alter, wenn wir uns in einer Umgebung wiederfinden, die von uns Jugendlichkeit verlangt? Wenn von uns also erwartet wird, dass wir *smart and aggressive* auftreten – und wir damit gerade nicht jene Stärken ausspielen können, über die wir dank unserer Erfahrung schon sicher verfügen? Oder wenn wir selbst noch einmal einen echten Neuanfang wagen wollen, in der Wissenschaft, im Beruf, in der Familie?

Um den Leser nicht auf die Folter zu spannen: Ja, unser Gedächtnis macht das mit, und ja, es gibt so etwas wie einen Jungbrunnen im Gehirn; er hört auf die medizinische Bezeichnung *Neurogenese*, gemeint ist damit eine Neubildung von Nervenzellen. Und dennoch, so eindeutig positiv wie beim vorigen Abgehen der Karriereleiter wird das Ergebnis nicht ausfallen. Hieß es noch eindeutig eins zu null für uns, wenn wir noch unter 60 sind, so können wir uns jetzt vielleicht auf ein gutes Unentschieden einigen: Wir haben zwar noch einen Schuss im Leben, aber der sollte besser sitzen. Denn das Reservoir an Zellneubildung ist irgendwann schließlich doch erschöpft. Der Leser darf also ruhig glauben, was in den Ratgebern steht, wenn dort Sport und Gedächtnistraining empfohlen wird, um Prozesse anzuregen, die im Gehirn zur Bildung neuer Zellen führen. Wir unterstützen solche Trainingsmaßnahmen voll und ganz. Doch darf die Wahrheit auch nicht verschwiegen werden: Irgendwann ist auch dieser Tank einer Neurogenese leer. Es sei denn, wir entschlössen uns zu noch anderen, ganz und gar unerhörten Operationen. Doch dazu kommen wir später.

Was neue Gedächtniszellen mit dem Gesang von Kanarienvögeln und Zebrafinken zu tun haben

Wer Kanarienvögel liebt und Zebrafinken kennt, hat vielleicht schon einmal registriert, dass die Vögel ihren Gesang im Herbst beenden und im nächsten Frühjahr von neuem beginnen. Und wenn man es genau analysiert, stellt sich heraus, dass sie im Frühjahr nicht das alte Lied vom vergangenen Herbst singen. Sie sind kreativ und bilden vollkommen andere Melodien aus. Wie schaffen es die Singvögel, in jedem Frühjahr mit vollkommen neuem Repertoire aufzuwarten?

Ihre Neuro-Anatomie wird uns in Sachen Gedächtnis- und Kreativitätsforschung weiterbringen: Genetisch vorprogrammiert können die Liedmuster nicht sein, sonst könnte es zu keiner neuen Komposition kommen, oder allenfalls sehr langsam und über mehrere Vogelgenerationen hinweg. Ausgeschlossen ist auch, dass die Vögel sich an anderen Vorbildern orientieren, denn alle fangen im Frühjahr wieder von neuem und damit bei Null an. Es muss also in ihnen selbst etwas Erstaunliches vorgehen, etwas, das nicht einfach nur mit dem Abspulen gegebener Muster zu tun hat. Und in der Tat stellt es sich heraus, dass im Herbst im Gehirn der Vögel Zellen absterben, die mit der Speicherung des bisher dargebotenen Liedgutes befasst waren, und im Frühjahr darauf wiederum neue Zellen gebildet werden, eben dort, wo zuvor die alten Liedspeicher abgestorben waren. Erstaunlich ist die Entdeckung dieser Zellneubildung auch deshalb, weil nach Erreichen der Geschlechtsreife niemand mehr mit einer solchen gerechnet hatte.[10] Auch für den erwachsenen Menschen war die Wissenschaft noch bis Anfang der 1990er Jahre der Überzeugung, es sei keine Zellneubildung mehr möglich, die mit dem Zentralen Nervensystem zusammenhängt.

Nach den Zebrafinken hat man auch bei Ratten und Mäusen und schließlich auch beim Menschen nach einer solchen Neubildung geforscht. Nachweise wurden bei den Nagern erbracht, beim Menschen ist man sich inzwischen auch sicher.[11] Für unsere Gedächtnisbelange von Bedeutung ist die Neurogenese in einer Region des Hippocampus. Bei neu gebildeten Zellen ist die Formbarkeit der Synapsen, die für die Vernetzung zuständig sind, noch groß. Je mehr und je länger sie sich einschießen auf bestimmte Kodierungen, umso präziser und effizienter werden sie. Zugleich verlieren sie aber auch an Plastizität, sie sind dann eben bereits festgelegt auf ganz bestimmte Konzepte. Mit der Bildung neuer Zellen und ihrer neuen Synapsen lassen sich damit auch ganz neue Zusammenhänge leichter erschließen.

Einmal mehr erweist sich das Gedächtnis als Agent unserer Zukunft: Selbst für den Fall, dass wir in fortgeschrittenem Alter noch einmal ganz neu und ganz von vorn anfangen müssen oder wollen, sagt das Gedächtnis nicht einfach, nein, das hättest du dir früher überlegen müssen. Es macht mit, erstaunlicherweise, es wird selbst noch einmal jung. Es stellt Ressourcen zur Verfügung, die wir sonst nur als junge Menschen (beinahe) unerschöpflich bilden konnten. So sind wir in der Lage, rund um unseren 60. Geburtstag, noch einmal erfinderisch zu werden, große Veränderungen zu bewältigen, geistige Umschwünge mitzumachen oder gar zu initiieren. Davon gleich noch mehr.

Wie Training dem Gedächtnis hilft

Ist es an sich schon erstaunlich, dass der erwachsene Mensch noch neue Zellen im Gehirn bildet, und auch sehr erfreulich, dass eine Neurogenese bis ins hohe Alter prinzipiell möglich bleibt, so ist die Quelle der Zellerneuerung dennoch endlich. Die neuronalen Stammzellen, um die es geht, haben zwar die Fähigkeit zur Teilung, die Teilung kann jedoch nicht unbegrenzt wiederholt werden, der Pool an Stammzellen wird kleiner. Und die Neurogenese, die eben keine Massenveranstaltung im Sinne einer Generalüberholung in die Jahre gekommener Gehirne ist, geht irgendwann zu Ende. Und klar ist auch: Je mehr Zellen auf einmal gebildet werden, umso schneller ist die verbleibende Reserve erschöpft. Über den Zeitpunkt lassen sich keine Voraussagen machen, schon der Umfang der Neurogenese hängt von vielen Faktoren ab, von fördernden wie Sport und geistiger Umtriebigkeit wie auch von hemmenden (vor allem Stress).

Hierzu gibt es inzwischen zahlreiche experimentelle und klinische Studien. Untersuchungen bei Singvögeln und Nagetieren zeigen verlässlich, dass die Zellneubildung abhängig ist davon, ob und wie viel körperliche Bewegung und wie viel Gedächtnistraining die Versuchstiere hatten. Gedächtnistraining heißt in dem Zusammenhang, dass man die Tiere in eine stimulierende Umgebung versetzt (im Fachenglisch: *enriched environment*).[12] Auch für das menschliche Gehirn belegen immer mehr Studien den positiven Effekt, den körperliche Beanspruchung und geistiges Training auf die Gedächtnisleistung haben. Eine Studie, die im März 2015 in dem Journal *The Lancet* veröffentlicht wurde, attestiert einem Maßnahmenpaket aus Diät und körperlichem sowie kognitivem Training einen spürbar und messbar positiven Effekt auch auf unser Gedächtnis.[13]

Zumindest bei Tieren hat sich auch Fasten als hilfreich erwiesen – man gab den Tieren einen Tag nichts zu essen, den folgenden wieder etwas, dann wieder nichts und so weiter. Die Leistungen des Gedächtnisses wurden besser, entzündliche Prozesse im Gehirn wurden gehemmt. Letzteres erklärt einen positiven Effekt bei Krankheiten wie Alzheimer, Parkinson, Huntington und Schlaganfall.[14] Wie die genannten Maßnahmen zusammenspielen, ob sie sich ergänzen, im Effekt gegenseitig steigern oder aber unabhängig voneinander wirken, ist nicht abschließend geklärt. So führt zum Beispiel körperliches Training zu vermehrter Zellneubildung und hilft auch dabei, dass die neu gebildeten Zellen nicht so schnell wieder absterben.[15] Das Fasten hat dagegen keine Auswirkung auf die Neurogenese, dafür aber auf das Überleben der Zellen.[16]

Die auf diesem Gebiet forschenden Psychologen und Mediziner raten dazu, das geistige Training nicht zu einseitig anzusetzen. Viele der angebotenen Programme, die unser Erinnerungsvermögen festigen sollen, trainieren zum Teil nur sehr spezielle Funktionen. Und für den Geist gilt hierbei Ähnliches wie für den Körper: Das Zusammenspiel der Funktionen ist komplex, und man bekommt nur das heraus, was man reinsteckt, will sagen, man wird eben nur in der ganz speziellen Hinsicht besser, die ein gewisses Trainingsprogramm einem abverlangt.[17] Besser als die neu erfundenen Memory-Spiele sind Herausforderungen, die unser gesamtes Gedächtnisvermögen trainieren: eine neue Sprache lernen, auf einem Musikinstrument üben – es sollte schon ein wenig anspruchsvoll sein –, und nicht zu vergessen die immer wieder erwähnten Sozialkontakte. Will sagen, wir sollten unter die Leute gehen, Freundschaften pflegen, uns sozial engagieren, karitativ tätig werden, mitfühlen, mitdenken, kurz: andere herausfordern und uns herausfordern lassen.

Weil das alles schon mehr oder weniger bekannt ist und auch in zahlreichen Büchern gut beschrieben, wollen wir hier noch einen anderen, wirkungsvolleren Jungbrunnen für unser Gedächtnis benennen. Das erscheint uns noch wichtiger als der übliche Verweis auf die eben genannte Liste von Maßnahmen. Es ist kein Scherz, wenn Ärzte berichten, der Anti-Aging-Trend für das Gedächtnis hätte bei manchen Patienten bedenkliche, zumindest paradoxe Ergebnisse hervorgebracht. Es gibt inzwischen echte Junkies, die sich in der Sprechstunde beklagen, dass sie mit dem ganzen Fitness- und Gedächtnistraining für nichts anderes mehr Zeit fänden. Wieder andere sind zwar zufrieden mit den Trainingseffekten und fühlen sich ordentlich fit, wissen aber gar nicht, was sie mit dieser Fitness nun Rechtes anfangen sollen. Geistige Potenz wird zwar wiederhergestellt oder erhalten, aber auch das kann im Alltag zum bloßen Selbstzweck werden. Wir werden Spitze beim geistigen Anti-Aging und könnten sogar Werbung dafür machen. Bloß hat das frisch geschliffene Messer gar nichts Hartes mehr, was es im Leben noch zu schneiden gälte.

Besser als jedes Training: Mit der Zeit gehen

All das wird anders, wenn ein Faktor ins Spiel kommt, der sich als ein mächtiger Multiplikator aller unserer Mühen erweist, und dieser Faktor heißt Motivation. Natürlich sind auch die Trainees der geistigen Fitnessbranche motiviert, sie wollen das Kreuzworträtsel schließlich in Bestzeit lösen. Und doch meinen wir mit Motivation etwas anderes, etwas, das nicht nur mit Spaß und Spiel, sondern unmittelbar mit unserem Leben zu tun hat. Die Motivation, die wir im Auge haben, kommt aus einer Lebenssituation, die gemeistert werden will, einer Situation, die für uns eine echte Herausforderung bedeutet. Und das heißt eben, dass es nicht die Dinge sind, auf die wir uns ein Berufsleben lang eingeschossen haben und die wir sprichwörtlich mit links und im Grunde immer noch spielend erledigen. Es muss sich vielmehr um eine Herausforderung handeln, auf die wir noch keine gängige und gültige Antwort haben. Es geht also nicht darum, im Alter den Ruhm zu verwalten, sondern noch einmal etwas Rühmliches zu beginnen. Es geht darum, nicht das Leben würdevoll zu Ende zu bringen, sondern noch einmal etwas ganz Neues anzufangen. Die Countdown-Uhr wird abgestellt, die Stoppuhr angestellt. Es gilt, noch einmal etwas fertigzubringen und es der Welt zu beweisen.

Eine solche Lebenssituation kann als der größte Motivator für eine neue Gedächtniskultur im Alter angesehen werden. Das legen zuerst einmal die Zahlen nahe. Menschen, die in ihren Vierzigern oder Fünfzigern noch einmal (oder das erste Mal) eine Familie gründen, leben nachweislich länger und bleiben auch geistig länger fit. Der Umgang mit jungen Menschen überhaupt erweist sich als förderlich, was die geistige Beweglichkeit angeht und die Bereitschaft, sich neuen Themen und Inhalten zu öffnen. Vortragsreisen, Diskussionsforen, Auftritte, wenn der Leser in dieser Branche zufällig tätig ist, helfen ganz offenbar, dass man sich immer wieder zusammennimmt und sogar noch zu neuer Hochform aufläuft. Der Philosoph Hans-Georg Gadamer beispielsweise hat nach seiner Emeritierung eine eindrucksvolle Karriere hingelegt, sie bedeutete seinen eigentlichen Durchbruch, in dessen Folge er zu einem echten Star der intellektuellen Szene wurde. Auch er heiratete zwei Mal, sein Hauptwerk *Wahrheit und Methode* veröffentlichte er mit 60, er starb im schönen Heidelberg im biblischen Alter von 102 Jahren.

So weit so harmlos, könnte man sagen, würde es dabei bleiben: Spiele ich mit meinen kleinen Kindern oder Enkeln, werde ich selbst wieder ein wenig Kind und freue mich an kindlichem Staunen, auch in fortgeschrittenen Jahren, darauf hätte man auch von selbst kommen können. Stimmt, aber vielleicht nicht auf das Folgende. Nicht nur bekommt das Gedächtnis einen neuen Schub, wenn wir uns im Alter mit jungen Menschen umgeben und uns auf sie einlassen, auf das, was sie tun und wie sie denken. Das Gedächtnis verjüngt sich in besonderer Weise auch, wenn nicht nur die Menschen um uns herum jung sind, sondern die ganze *Zeit*, in der wir leben. Wir sind dann nicht mehr nur umgeben von jüngeren oder jugendlichen Gedächtnissen, denen so manches noch egal sein kann, was uns schon lieb und teuer geworden ist. Wir tauchen dann ein in ein anderes Gedächtnis, in eine Art neue Zeitrechnung, die nun uns und andere gleichermaßen für sich einnimmt.

Es gibt klassische Bezeichnungen für ein solches Phänomen, ein wenig idealistisch nennt man es den *Zeitgeist*, der uns durchdringt. Auch die Gedächtnisforschung hat sich um das Phänomen gekümmert und spricht von einem *kollektiven Gedächtnis*. Was das ist, wo es herkommt und was noch daraus werden kann, darüber werden wir im folgenden Kapitel ausführlich berichten. Für den Augenblick brauchen wir für unsere Erklärungszwecke nur so viel: Erneuert sich die Zeit um uns herum und verjüngt sich die Geschichte an einem entscheidenden Punkt, dann geht von diesem Punkt eine Sogwirkung auf alle möglichen individuellen Geister aus. In jenem *historischen* Sog, wenn man so will, erhitzen sich dann nicht nur die jungen Gemüter, an die man zuerst denken wollte, sondern eben alle, die in irgendeiner Form noch nicht abgeschlossen haben mit dem intellektuellen Leben. Oft ist es sogar so, dass der entscheidende Anstoß für eine Veränderung von einem Talent ausgeht, das seine besten Jahre längst schon hinter sich haben sollte. Der Zeitgeist ist in seiner Vorgehensweise unglaublich alterstolerant und sucht sich auch den gesetzten Gelehrten, Politiker oder wen auch immer, um seine übergeordneten Fortschrittsinteressen zur Sprache zu bringen.[18] Kurz gesagt, in wen der Zeitgeist glücklicherweise hineinfährt, der muss sich um sein biologisches Alter nicht scheren.

Ein Beispiel, das für unsere Zusammenhänge bestens passt,

ist der Philosoph Immanuel Kant. Geboren wurde er 1724 in Königsberg, und er starb dort 1804. Kant war ein Gelehrter, der akademisch groß wurde mit den Systemen des Rationalismus – das sind sehr umfassende und streng durchkomponierte Gedankengebäude. Er durfte im besten Sinn als ein Schulphilosoph gelten, der das System seiner Lehrer immer weiter verfeinerte, nicht mehr und nicht weniger. In den Jahren 1781 bis 1790 geschieht dann etwas, was jeder Vorliebe für Jugendlichkeit einen Schlag ins Gesicht versetzen muss. Kant, ein Philosoph aus der zweiten, wenn nicht sogar dritten Reihe der Rationalismus-Schule, veröffentlicht drei philosophische Schriften, die in der Fachwelt bald nach ihrem Erscheinen zu einer kopernikanischen Wende stilisiert werden, und dies ganz zu Recht. Denn seitdem die *Kritik der reinen Vernunft*, *Kritik der praktischen Vernunft* und *Kritik der Urteilskraft* erschienen sind, ist die Geisteswelt nicht mehr dieselbe. Kant rückt das Subjekt ins Zentrum aller Weltbetrachtung, die Moderne, wie wir sie kennen, bricht an.

Rechnen wir nach: Als die erste der drei Kritiken erscheint, ist Kant bereits 56 Jahre alt, und 64, als die letzte veröffentlicht wird. Es folgen dann noch eine Rechtsphilosophie, Aufsätze zur Ethik und Geschichtsphilosophie sowie wissenschaftstheoretische und -politische Überlegungen.

Ein Blick ins Geschichtsbuch macht es uns einfacher, für unsere neue Sicht vom Mit-der-Zeit-Gehen als Verjüngungskur für das Gedächtnis zu werben. Waren doch die 1780er Jahre ein Jahrzehnt eines Umbruchs, der damals in vielerlei Hinsicht in der Luft lag. 1789 markiert mit der Französischen Revolution seinen welthistorischen Höhepunkt. Wer einmal Kant gelesen hat, der weiß um die Seltsamkeit gerade dieser Vereinnahmung eines pedantisch-preußisch-protestantischen Rationalisten durch die galoppierende Bewegung einer geistigen Weltrevolution. Kant schreibt als erster Philosoph auf Deutsch, was an sich schon revolutionär ist, aber seine Sätze sind im Grunde immer noch lateinisch formuliert: verschachtelt und mit einer syntaktisch-logischen Stringenz, die jeden Leser früher oder später zur Verzweiflung bringt. Dieser Kant macht sich auf zu einer Flurbereinigung in Sachen Religion und Ethik, die so radikal aufräumt mit allem Hergebrachten, dass sie ihm den Beinamen »der Alleszermalmer« einträgt. Aber wir wollen es auch nicht verschweigen: Dieser Höhenflug konnte den greisen Kant am Ende nicht vor dem Verlust des Gedächtnisses bewahren, um den es im nächsten Abschnitt gehen wird.

Vielleicht erinnert sich der Leser an eine Passage aus Daniel Kehlmanns *Die Vermessung der Welt*, als der Mathematiker Carl Friedrich Gauß unbedingt den großen Kant in Königsberg treffen will und ihm das am Ende auch gelingt. Nach einigem Hin und Her wird Gauß vom Diener Lampe doch noch vorgelassen, voller Ehrerbietung erklärt er Kant seine neue Raumvorstellung und warum Euklid bei der Vermessung der Sterne nicht recht haben konnte. Dann wartete er.

»Wurst, sagte Kant. Bitte? Der Lampe soll Wurst kaufen. Wurst und Sterne. Soll er auch kaufen. Gauß stand auf. Ganz hat mich die Zivilität nicht verlassen, sagte Kant. Meine Herren! Ein Tropfen Speichel rann über sein Kinn. Der gnädige Herr sei müde, sagte der Diener«[19].

Kant hat sich offenbar verausgabt. Aber mal Hand aufs Herz: vielleicht nicht sofort, wenn Sie seine *Kritiken* lesen, aber womöglich, wenn Sie danach noch Shakespeares letztes Theaterstück *Der Sturm* sehen oder Beethovens *9. Symphonie* hören – ist es das nicht wert? Sollte uns noch ein einziger, letzter, großer Wurf gelingen? Einer, der für immer bleibt?

Warum Vampire nie alt werden

Von *Parabiose* spricht man hierzulande nicht viel, zumindest nicht in der Öffentlichkeit, und das hat auch einen nachvollziehbaren Grund, erinnert das Verfahren doch an Fantasien, wie wir sie aus Vampir-Romanen oder der Geschichte um Frankensteins Monster kennen. Die Anfänge des Verfahrens reichen auch tatsächlich bis in die Mitte des 19. Jahrhunderts zurück – in eine Zeit schwarzer Romantik. Nach dem Zweiten Weltkrieg wurde man vorsichtiger, was Umfang und Design der Experimente betrifft. In Deutschland sind parabiotische Tierversuche seit dem Jahr 1987 ganz verboten. In den USA hält man es weiterhin für ein vielversprechendes Verfahren.

Und darum geht es: Eine junge und eine alte Maus werden für das Experiment so zusammengenäht, dass aus zwei Blutkreisläufen einer wird. Das ist der Anteil Frankensteins an dem Versuch. Aus den Tieren werden auf künstliche Weise siamesische Zwillinge, zwei Köpfe, acht Beine, zwei Herzen, ein Kreislauf. Ziel der Vereinigung ist es, durch die Blutzufuhr der jungen Maus Alterungsprozesse in der alten Maus rückgängig zu machen. Das ist der vampirische Anteil an dem Versuch.

Was wurde erreicht? »Die Ergebnisse sind erstaunlich. Äußerst interessant«,[20] sagt Berislav Zlokovic von der University of Southern California. Zunächst einmal hat man festgestellt, dass sich die Muskulatur der älteren Maus wieder regeneriert. Dafür verantwortlich sei ein Wachstumsfaktor (GDF11), der sich im Blut findet. Für uns wichtiger sind die Effekte für das Gedächtnis. Ein großes Problem bei Krankheiten wie Alzheimer, aber auch bei normalen Stoffwechselproblemen unserer Hirnzellen ist unser Immunsystem. Wird es schwächer, entstehen mit zunehmendem Alter immer mehr Entzündungsherde, die wiederum Ursache für verschiedene Fehlfunktionen werden können. Tony Wyss-Coray von der Stanford University vernähte eine 3 Monate alte Maus mit einer 18 Monate alten, ließ sie fünf Wochen lang zusammengenäht miteinander leben und untersuchte dann die Immunzellen der älteren Maus unter dem Elektronenmikroskop: Auch sie verjüngten sich wieder erheblich, was sich schon an der Gestalt ihres Zellkörpers ablesen ließ.

In einer weiteren Studie wurden Veränderungen an den Synapsen der Zellen im Hippocampus untersucht. Man fand vermehrte *Spines* (Dornen) und auch Synapsenbildung. Insgesamt nahm die Plastizität der Synapsen zu, sie zeigten sich also formbar und vor allem fähig, sich zu verstärken. Und wie wir inzwischen wissen, ist das eine Grundvoraussetzung für neues Lernen und späteres Erinnern. Schließlich wurde Blutplasma von jungen Mäusen ihren älteren Artgenossen als Infusion eingegeben, alle drei Tage, drei Wochen lang. Anschließende Funktionstests ließen die plasmabehandelten Mäuse nachweislich besser abschneiden bei Erinnerungstests in Labyrinthen sowie bei Stresstests.

Zusammengefasst lautet das Ergebnis: mehr Neurogenese, mehr Synapsenbildung, größere Verbindungsdichte und eine geringere Entzündungsrate. Das Ganze bei deutlich verbesserten Gedächtnisleistungen. Weibliche und männliche Mäuse profitierten übrigens in gleicher Weise.[21]

Was folgt aus den Tierversuchen, wenn sich die Ergebnisse schließlich auf den Menschen übertragen ließen und es vor allem keinen Verlierer mehr gäbe (die junge Maus)? Was, wenn Parabiose durch die Zugabe von Blutplasma möglich wäre oder durch die Isolierung und künstliche Herstellung jener Faktoren gelänge, die für die Verjüngung verantwortlich sind?

Die Folgen sind ohne jede Übertreibung nicht absehbar. Es braucht nur wenig Fantasie, um den Gedanken bis an den Punkt zu verfolgen, an dem uns der Weg zur Unsterblichkeit offen stünde. Und es ist auch klar: Wären wir mithilfe von Parabiose und Plasmatransfer erst einmal auf dem Pfad ewiger Jugend, wären unsere bisherigen Gedächtnisfragen vermutlich jener Teil an Menschheitsproblemen, der sich schon bald vernachlässigen ließe. Wir müssten uns dann vielmehr der ernsteren Frage stellen, ob wir wirklich ewig leben wollen. Und wenn ja, für wen das gut ist? Ob es nicht, frei nach Nietzsche, zu einer »ewigen Wiederkehr des Gleichen« führen würde, was nichts anderes bedeutet als die schlimmste Form der Langeweile. Und damit hätten wir erst einen kleinen Zipfel der ganzen Debatte in der Hand. Doch bevor wir ins Nachfragen und Spekulieren kommen, holt uns ein anderes Phänomen ein: Alzheimer.

Morbus Alzheimer und die große Ratlosigkeit

Wir beginnen mit einer Statistik, die im Grunde Mut machen müsste: Nur 1,2 Prozent der Menschen erkranken (nach Angaben der Deutschen Alzheimergesellschaft) in der Lebenszeit von 65 bis 69 Jahren. 2,5 Prozent zwischen 70 und 74, 6 Prozent in der Spanne von 75 bis 79, 13,3 Prozent zwischen 80 und 84, 23,9 Prozent zwischen 85 und 89 Jahren, und über der Schwelle von 90 Jahren sind es 34,6 Prozent. Wenn man nun die statistische Verteilung als eine durchgehende Linie betrachtet, bemerkt man, es handelt sich um eine exponentiell ansteigende Kurve. Zieht man sie weiter aus, stellen wir fest, dass schon die Hälfte aller Menschen über 100 von Alzheimer betroffen sein müssten, und wer das Alter von 120 erreicht, dürfte laut Statistik mit hundertprozentiger Sicherheit zum Alzheimerpatienten werden.

Was ist Alzheimer? Der Name geht auf den Entdecker der Krankheit, den Psychiater Alois Alzheimer, zurück, der einen einschlägigen Patientenbefund auf einer Tagung 1907 in Tübingen vorstellte. Die Krankheit hat vermutlich eine Vielzahl an Ursachen, zwei Vorgänge verstehen wir mittlerweile schon recht gut.[22] Die erste Veränderung, die man im Auge hat, findet an der Zellmembran statt, das ist die Außenhülle der Zelle. Dort reagieren Enzyme (*Sekretasen*) mit einer Verkettung von Eiweißmolekülen (darin enthalten das *Amyloid Vorläuferprotein* (APP)) und lösen daraus wiederum eine bestimmte Sequenz heraus, das *β-Amyloid*. Kommt es zu dieser Reaktion, für die es eine bestimmte Kombination von Enzymreaktionen braucht – nämlich eine Spaltung des APP durch eine gleichzeitig ablaufende β- und γ-Sekretase –, dann verbindet sich das herausgelöste β-Amyloid und verklumpt, das heißt, es verbindet sich mit anderen, gleichartigen Proteinen und bildet die *Amyloid-Plaques*, die man im fMRT sehen kann und von denen der Leser vermutlich schon einmal gehört hat. Die Wirkung dieser Plaques ist noch nicht vollkommen geklärt. Der Schaden im menschlichen Gehirn hat sich als umfangreicher herausgestellt als bei Vergleichsstudien mit Mäusen.

Die zweite Veränderung, die mit Alzheimer in eine enge Verbindung gebracht wird, findet nicht mehr außerhalb der Zelle, sondern in ihr statt; betroffen sind die Axone und ihr Leitungsskelett. Genauer gesagt, ist es ein besonderer Bestandteil, der eine stützende Funktion hat, das fragliche Eiweiß hört auf den griechischen Buchstabennamen *Tau*. An jenes Tau lagern sich negativ geladene Phosphate an, die es so beschweren, dass es schließlich aus seiner Verankerung herausbricht und zu Tau-Fibrillen verklumpt. In der Folge einer solchen Verklumpung zerfällt das Stützsystem der Fortleitungen, die *Mikrotubuli* der Axone zerbrechen, die Nervenverbindung wird unterbrochen, Zellen sterben ab. Wie die Bildung der Plaques mit der Korruption der Nervenleitungen zusammenhängt, darüber gibt es noch keine endgültig gesicherten Ergebnisse. Man vermutet, dass durch die Plaques Entzündungen – es war eben schon die Rede davon – entstehen, die dann in der Zelle und ihrem Stützsystem weiterwirken. Aus dem Tiermodell schließt man, dass die Plaqueablagerungen die Synapsen nicht mehr richtig arbeiten lassen. Ob durch vermehrte Entzündung und gestörte Signalketten schließlich auch die Nervenbahnen in Mitleidenschaft gezogen werden, ist zunächst noch eine Vermutung.

Die Krankheit und mit ihr das Zellsterben arbeiten sich im Gehirn schrittweise vor. Zuerst betroffen sind das Riechhirn und Zentren, die für unser Gedächtnis wichtig sind, also der Hippocampus und der entorhinale Kortex. Gedächtnisstörungen stehen dementsprechend am Anfang, die Schwächen beim Riechen können oft unbemerkt bleiben. Am Ende des Prozesses ist die gesamte Großhirnrinde betroffen. Starke Auswirkung auf die Stimmung hat das Absterben jener Hirnregionen, in denen modulierende Botenstoffe erzeugt werden. Der *Nucleus basalis* etwa produziert den Neurotransmitter Acetylcholin, der uns hilft, uns auf bestimmte Dinge zu konzentrieren. Ist er vom Zellsterben betroffen, fällt es dem Patienten schwer, irgendeine Form von Aufmerksamkeit aufrechtzuerhalten und neue Dinge zu lernen. Die *Substantia nigra* produziert das Dopamin, das für bessere Stimmungen und die Motivation mitverantwortlich ist.

Auch auf der Seite der Rezeptoren führt der Kahlschlag zu Ungleichgewichten. So wird im Hippocampus nicht nur die

Aufnahme, sondern auch der Abbau von Glutamat falsch reguliert. In der Folge befindet sich zu viel des Botenstoffes im Gehirn und stört die Signalverarbeitung in den Synapsen. Das Noradrenalin schließlich brauchen wir im Gehirn, um das zu bewirken, was das Adrenalin im Körper schafft: Leistungsbereitschaft, Aufgewecktsein, Aufmerksamkeit. Man kann sich auf Neues nicht mehr einlassen, sowohl das Kurzzeitgedächtnis als auch das Langzeitgedächtnis setzen aus. Menschen können sich nichts mehr merken oder vergessen sofort wieder, was sie eben erst gelernt haben. Es entsteht eine *anterograde Amnesie*, also ein Vergessen, das nicht in die Vergangenheit zurückreicht, sondern sich vielmehr in die Zukunft hinein ausdehnt, also nichts mehr Neues aufnimmt.

Alzheimer wurde in den letzten Jahren öfter zum Thema von Romanen oder Filmen, zuletzt bekam Julianne Moore für ihre Rolle in *Still Alice. Mein Leben ohne Gestern* einen Oscar. Man kann das Drama eines schrittweisen, am Ende aber vollkommenen Gedächtnisverlustes darin sehr eindringlich miterleben. Am einfachsten beschreibt man den Verlauf mit einer technischen Metapher: Es findet eine Art *reverse engineering* statt, also ein Rückbau aller Fähigkeiten und Hirnfunktionen, die wir uns in einem Erwachsenenleben angeeignet haben. Am Ende sind wir wieder wie Kleinkinder, noch später wie die Föten im Mutterleib, hilflos, uns auch nur im Raum zu orientieren. Dann gibt es kein Links und kein Rechts mehr, kein Oben und kein Unten.

Die Krankheit kann vererbt werden und kann dann unter Umständen schon im Alter von 30 Jahren erste Symptome zeigen. Der erbliche Anteil macht aber nur einen äußerst geringen Prozentsatz aus, es sind weniger als 2 Prozent. In den anderen Fällen geht man von einem Krankheitsverlauf aus, der sich über etwa 30 bis 50 Jahre hin erstreckt. Es braucht oft 10 Jahre, manchmal aber auch 30 Jahre, bis die Symptome nach dem eigentlichen Beginn der Krankheit offensichtlich werden. Man kann also mit 30 bereits erkrankt sein und spürt die Folgen vielleicht erst mit Anfang 60.

Im Grunde ist das auch schon alles, was sich gesichert und in aller gebotenen Kürze berichten lässt. Denn immer noch ist unklar, was die Krankheit auslöst (von den wenigen Fällen erblichen Alzheimers einmal abgesehen). Man hat Risikofaktoren ausgemacht, die ähnlich sind wie jene, die zu Herz-Kreislauf-Problemen führen, als da sind: Bluthochdruck, Übergewicht, Zuckerkrankheit, Erkrankung der Herzkranzgefäße; besonders risikobehaftet sind Menschen mit Herzrhythmusstörungen. Alkoholmissbrauch zählt auch zu den Dingen, die man (sowieso) lieber lassen sollte, und wenn Sie nach dem 50. Geburtstag noch mit dem Rauchen anfangen, schaut Sie der Neurologe vermutlich besonders schräg an, denn hierbei verdoppelt sich die Wahrscheinlichkeit der Erkrankung noch einmal.

Still Alice, Immer noch Alice: kürzer kann man das Drama vermutlich nicht zusammenfassen, das uns aus menschlicher Sicht mit dieser Krankheit überfällt. Denn zuletzt muss man – in diesem Fall sehr schmerzlich – einsehen, dass man mit dem Gedächtnis auch seine ganze Persönlichkeit verliert. Alles, was uns zu dem macht, was wir sind und was wir sein wollen, hängt an der Fähigkeit, überhaupt noch eine Perspektive auf Vergangenheit und Zukunft zu haben. Was aber bleibt für all jene, die mit Gedächtnisschwund zu tun haben und denen es immer schwerer fällt, die Person wiederzuerkennen, deren gewohnte Züge nun Tag für Tag mehr verblassen? Auch darauf hat der Film eine Antwort. Das Schlusswort der Protagonistin spricht es aus: Liebe.

KAPITEL 7

Das kollektive Gedächtnis – oder: Die Vernetzung der Gehirne und warum wir alle Rotkäppchen kennen

Nun fragen wir, ob unser Gedächtnis nicht doch in der Lage ist zu überleben, auch wenn unser Gehirn und seine Biologie nicht mehr mitmachen. Eine klassische Lösung für das Problem bietet die Bibel, doch dafür muss man daran glauben, dass es ein Leben nach dem Tod gibt und wir am Jüngsten Tag wieder auferstehen, so als wären wir nie gealtert und nie tot gewesen. Eine andere Möglichkeit rechnet damit, dass wir weiterleben, indem unsere Gedanken oder Taten weiterwirken, lange über unseren Tod hinaus. So träumte schon der griechische Held Achill davon, unsterblich zu werden, sobald er später einmal in (Homers) Epen besungen würde und die Menschen das Andenken an ihn teilen sollten. Er würde dann fortleben, sobald Menschen seine Art zu denken und zu handeln als vorbildlich betrachteten und ihn womöglich nachahmten. An diese Vorstellung schließt der Traum des Gelehrten an, dass sein in Büchern niedergelegtes Gedächtnis weiterwirkt und neue Träger in nachfolgenden Generationen findet.

Es gibt aber noch eine Alternative, und die bringt es mit sich, dass wir nicht mehr auf individuelle Lösungen hoffen müssen – Wiedergeburt, Nachahmer, Bewunderer –, sondern eine Gemeinschaftslösung in Aussicht gestellt bekommen. Die Rede ist dann vom *kollektiven Gedächtnis*. Dahinter steht folgende simple Idee: Man geht ganz einfach davon aus, dass wir mit unserem Gedächtnis in der Welt nicht allein sind. Auch alle anderen um uns herum besitzen schließlich ein Gedächtnis. Wenn es nun gelänge, die verschiedenen Gedächtnisse untereinander kurzzuschließen, entstünde ein gemeinsamer Gedächtnispool. In diesen Pool würden Erinnerungen eingehen, die Einzelne von uns individuell haben, am besten wichtige Erinnerungen, zum Beispiel wie es war, als in New York 2001 die Zwillingstürme eingestürzt sind. Diese persönlichen Eindrücke werden mit anderen geteilt, und wenn der, von dem sie ursprünglich stammen, nicht mehr lebt, überdauern dennoch seine Erinnerungen.

Ein Feuerwehrmann, der unter dem Schutt der Türme begraben liegt und eine letzte Botschaft per Funk an seine Familie richtet. Der spontane Ausruf eines Journalisten, die Welt werde von nun an nicht mehr dieselbe sein. Blankes, wortloses Entsetzen in den Gesichtern der Augenzeugen. An solchen Beispielen lernen wir, wie individuell gemachte Erinnerungen über Nacht zum Gemeingut werden können. Wir übernehmen sie in dem weiteren Sinne, dass auch wir den Eindruck haben, irgendwie mit dabei gewesen zu sein. Wir trauen uns zu, nachdem wir Filme gesehen und persönliche Schilderungen vernommen haben, jene uns eigentlich fremden Eindrücke in gewissem Sinn auch als unsere eigenen anzusehen. Es werden daraus persönliche Erinnerungen, insofern sie später in unseren eigenen Biographien Einschnitte und Merkpunkte markieren. Wie oft sind wir schon gefragt worden, was wir am 11. September 2001 am späteren Nachmittag gemacht haben. Und wenn wir antworten, folgen wir bereits einer inneren Bereitschaft, jene Vermischung von Eigen- und Fremderfahrung als legitim anzusehen. Wir werden selbst zu einer Art Zeuge des Ereignisses, wenn wir beglaubigen können, wo und wie wir die Vorgänge im Herzen Manhattans mitverfolgt haben. Wir tragen bei zur Beglaubigung der Erinnerung, wir selbst werden zur Quelle des Gedächtnisses – zumindest dann, wenn wir akzeptieren, dass wir nun schon über das Phänomen *kollektives Gedächtnis* sprechen.

Und so können unsere Gedanken, Eindrücke und Erinnerungen weiterleben, selbst dann, wenn wir schon verstummt sind oder es uns nicht mehr gibt. Was für uns persönlich wichtig war und zum einschneidenden Erlebnis wurde, wird es für andere nun ebenfalls. Wir teilen, wie im Beispiel, das Traumatische der Szene und das tiefe Entsetzen, auch und gerade dann, wenn nur der Zeitzeuge wirklich anwesend war, die vielen Zuschauer und Zuhörer aber weit vom Ereignis entfernt. Und wir teilen es nicht nur mit jenen, die weit weg waren, sondern sogar noch mit allen, die zu dem Zeitpunkt noch gar nicht geboren waren, wenn sie denn eines Tages davon erfahren. Urprivate Eindrücke und Gefühle werden so zu einem Allgemeingut, das eigene Erleben geht in ein kollektives Gedächtnis ein, das uns alle umfasst und gleichermaßen mit Eindrücken versorgt.

Zu schön, um wahr zu sein, sagen nun gleich die Kritiker. Denn das Weiterleben im Gedächtnis unserer Mitmenschen und auch der späteren Generationen gleicht dem Traum von Romanfiguren, immer jung zu bleiben und unsterblich zu werden. Doch warum muss es ein Traum bleiben? Aus einem einfachen Grund: Was *ich* tatsächlich erlebe und fühle, wie *ich* die Dinge wahrnehme und beurteile, ist so privat und so besonders, dass es sich in Wahrheit gar nicht mitteilen lässt. Gerade der Schrecken und das Entsetzen haben ihre ganz eigene Qualität; was jemand durchmachen muss, lässt sich von außen bestenfalls erahnen. Ich kann mir nur vorstellen, wie es wäre, wenn ich selbst da stünde und mit den Augen eines

New Yorkers zusehen müsste, wie die Türme einstürzen, in Sorge womöglich, dass sich noch Familienmitglieder, Kollegen oder Verwandte in den Gebäuden befinden. Oder sei es auch nur, dass sich in mir die Gewissheit einstellt: Vor mir stürzt eine ganze Welt ein, ein ganzes Zeitalter geht zu Ende, ein grausamer Endpunkt eines langen Jahrhunderts der Kriege und Katastrophen wird gesetzt. Wirklich nachvollziehen kann ich es nicht, in dem Moment nicht und auch nicht im ganzen Umfang dessen, was an einem solchen Ereignis noch alles an Assoziationen und Überlegungen dranhängt. Die Bilder vom Geschehen sind zwar sprechend, geben aber doch nicht die Innenansicht wieder, schon gar nicht die Gefühle derer, die wirklich dabei waren. Die Sprache ist machtlos, das zu schildern, was ein Ereignis wirklich in uns auslöst. Und selbst die entsetzten Blicke, denen ich begegne, wenn ich in die Gesichter der Umstehenden sehe, mögen nur deutlich machen, wie groß das Entsetzen war, aber nicht, wie tief man es nachempfinden müsste, um ihm auch nur einigermaßen gerecht zu werden.

Verallgemeinert man die Schwierigkeit, die sich hier auftut, dann heißt das: Wir kommen in die Köpfe der anderen nie wirklich hinein. Sprache, Bilder oder Reflexe sind nur hilflose Versuche einer Annäherung. Es ist so, wie wenn ich mit dicken Fausthandschuhen etwas ertasten wollte, was sich nur mit den Fingerspitzen begreifen lässt. Es bleibt alles zu ungenau, zu fehlerhaft und am Ende sogar illusionsbeladen – es könnte in Wahrheit auch ganz anders sein und sich anders anfühlen. Der Philosoph Thomas Nagel fasste die Schwierigkeit Anfang der 1970er Jahre einmal zusammen, indem er folgendes Gedankenexperiment vorschlug: Er fragt: »*What Is It Like to Be a Bat?*«, »Wie fühlt es sich an, eine Fledermaus zu sein?«[1] Die Botschaft sollte lauten: Schon das, was im Kopf unseres Nächsten vorgeht, ist uns in Wahrheit so fremd, als wollten wir eine andere (und noch dazu sehr fremde) Spezies verstehen. *Ignoramus, ignorabimus*, wir wissen es nicht und werden es nie erfahren. Und wenn wir schon keinen echten Zugang zum Denken und Fühlen unserer eigenen Artgenossen finden können, was soll dann die Rede von einem kollektiven Gedächtnis überhaupt noch bedeuten? Die wahren Eindrücke und ihre Qualitäten bleiben alle bei mir, sie sind in meinem Kopf entstanden und werden in meinem privaten Gedächtnis als Erinnerung gespeichert. Wenn sie da nicht mehr – oder nur deformiert und fehlerhaft – wieder herauskommen, was kann dann in einem kollektiven Gedächtnis abgelegt werden? Öffentliche Eindrücke? Was soll das sein?

Und noch weiter gedacht: Selbst wenn es denn so etwas wie gemeinsam geteilte Erinnerungen gäbe, wo in aller Welt wäre dann das Gehirn eines solchen kollektiven Gedächtnisses? Es wäre doch wieder nur der Speicherplatz da, den auch schon unser privates Gedächtnis belegt. Das kollektive Gedächtnis könnte also von unserem normalen Gedächtnis gar nicht verschieden sein. Geht es nur darum, dass wir eine Ähnlichkeit wahrnehmen zwischen unseren eigenen Gedächtnisvorgängen und der Art und Weise, wie öffentlich mit Erinnerungen umgegangen wird? Doch eine solche Analogie hätte keine Basis in dem, was unser eigenes Erleben und Erinnern wirklich ausmacht. Oder, biologischer formuliert: Sie hätte keine Basis in unserem Gehirn. Das kollektive Gedächtnis täte nur so, *als ob* es ein echtes Gedächtnis wäre, in Wahrheit verdankte es sich doch nur einer laxen Redeweise oder müsste irgendwie als ein sekundäres, also nachträglich entstandenes und deshalb aufgesetztes Phänomen des Gedenkens angesehen werden.

Mit Telepathie im Kopf des anderen

In dieser verfahrenen Lage kommt uns ein Experiment zu Hilfe, das einem Team um den Neurowissenschaftler Alvaro Pascual-Leone aus Harvard 2014 erstmals gelang und das als *Telepathie*-Experiment bekannt wurde.[2] Folgendes Szenario liegt ihm zugrunde: Bei einem Versuchsteilnehmer wurden mithilfe eines EEG Hirnströme gemessen. Der Proband sollte dabei an einfache Botschaften denken wie »*Hello*« oder »*Bye bye*«. Die gewonnenen EEG-Daten wurden digitalisiert und als Anhang einer E-Mail über Tausende von Kilometern verschickt. Am Empfängerort wurden die Daten dann so aufbereitet, dass man sie in eine Folge von Lichtblitzen übersetzte. Diese Lichtblitze wurden einem zweiten Probanden auf die Netzhaut projiziert, und zwar an jene Stellen, die am Rand des Sichtfeldes liegen, also nicht dort, wo wir scharf sehen. Das Experiment gelang, die Botschaft wurde verstanden, und zwar ohne dass irgendein Kulturprodukt wie Schrift, gesprochene Sprache oder kodierte Bilder benutzt worden wären, das heißt, ohne auf ein künstliches Medium zurückzugreifen. Einzig der Download der Hirnströme und der Upload derselben Hirnströme durch optische Signalumsetzung brachten eine Kommunikation zustande.

Es scheint, als habe man einen direkten Draht gefunden, von dem die Vorstellung einer Telepathie schon seit langem träumt. Direkt ist der Draht deshalb, weil sich Ausgangssignal und Eingangssignal nicht mehr voneinander unterscheiden und auch eine Übersetzung in andere Formen der Mitteilung nicht mehr stattgefunden haben muss. Gedanken lassen sich jetzt in ihrem Quellcode oder ihrer Muttersprache übertragen, und das ist nichts anderes als die Signalfolge der Gehirnströme, so wie sie am Anfang jeden Gedankens und damit ursprünglich formuliert wird. Wo wir zuvor noch auf die Äußerung von Sprache angewiesen waren, fangen wir jetzt beim inneren Sprechen selbst an. Und dessen Übertragung von einem Kopf in den anderen. Magie ausgeschlossen.

Klar ist: Man wird einwenden, bis zu einer wirklich gelingenden Telepathie ohne jeden Inhalts- und vor allem Gefühlsverlust ist es noch ein weiter Weg, und wir sind noch lange nicht so weit, dass wir behaupten dürften, solche Experimente seien in jeder Hinsicht wissenschaftlich belastbar. Dann kann man diskutieren, ob nicht auch Hirnströme bereits ein Medium sind, vergleichbar der Sprache und den Bildern, und ob nicht also auch die Hirnströme selbst wiederum eine gewisse Kodierung unserer privatesten Vorstellungen bewirken, ähnlich wie alle Medien, in die unsere Gedanken auch sonst erst übersetzt werden müssen. Und wenn man den Einwand unsinnig findet, dann wird man vermutlich finden, wenigstens die digitale Aufzeichnung der Hirnströme brächte eine Verzerrung der Botschaft mit sich.

Kann ein Mensch einen anderen tatsächlich verstehen?

Seit mehr als 40 Jahren tobt ein hitziger Deutungskampf um eben jene Möglichkeit intimer Verständigung. Kann es sein, dass ein anderer wirklich versteht, was ich im Innersten denke, fühle und empfinde? Ist es möglich, um es allgemeiner zu sagen, dass etwas Geistiges, das ganz in mir ist, so veräußerlicht und materialisiert werden kann, dass es für andere einsehbar wird? Darf man annehmen – und das ist dann die nächste Stufe der Debatte –, dass Geist überhaupt in Materie übersetzbar ist? Ist der Geist mit all seiner Intelligenz und

Empfindung nicht eine Welt für sich, die Materie dagegen eine andere, womöglich sogar entgegengesetzte Welt?

Schließlich wurde aus der Debatte ein Streitplatz von Weltanschauungen: *Idealismus* auf der einen Seite und *Realismus* auf der anderen. Idealisten sind demnach Menschen, die finden, dass der Geist einen eigenen Kosmos bildet, in dem nichts Schweres und Fassbares mehr seinen Platz hat, dafür aber mein geistiges Ich ganz bei sich und zu Hause ist. Idealisten vertreten die Position, dass sich letzte Wahrheiten nur dort finden, wo ich sie denke und für wahr halte. Sie gehen also davon aus, dass Wahrheit nur in der Perspektive der ersten Person begreifbar und verständlich wird. Dagegen meinen die Realisten, es verhalte sich gerade umgekehrt. Was wahr und wirklich ist, muss vom Standpunkt des neutralen und distanzierten Wissenschaftlers aus betrachtet werden, und das heißt im Fachjargon: aus der Position einer dritten Person heraus. Nur Einsichten, die sich objektivieren lassen nach dem Vorbild der Naturwissenschaften, dürfen überhaupt ernst genommen werden. Und nur Vorgänge in der Welt, die sich materiell und mechanisch verstehen lassen, darf man als wirklich und existent annehmen. Ein rein geistiger Vorgang ohne jede Erdenschwere ist demnach ein Mythos. Oder eben ein wissenschaftliches Märchen, wie jenes (bislang) von der Telepathie.

Um in der Debatte weiterzukommen, schlagen wir zwei Maßnahmen vor. Erstens sollte man darauf achten, dass keine religiösen oder theologischen Motive im Hintergrund stehen und die Diskussion unnötig kompliziert gestalten. Ein solches Motiv ist sehr wahrscheinlich im Spiel, wenn man nachfragt, wieso eigentlich eine Person eine andere Person zuletzt niemals ganz – oder vielleicht gar nie wirklich – verstehen kann. Natürlich ist es immer etwas Besonderes, wenn ich, in meiner eigenen Haut steckend, Dinge erlebe und bewerte oder mein besonderer Intellekt mit einem bestimmten Gedanken umgeht. Und dennoch gelingt es uns im Austausch mit anderen meistens sehr gut, uns ein Bild zu machen, wie die Gefühlslage beim Gegenüber ist oder welchen Gedankengängen sie oder er folgt. Haben wir doch die Chance, nachzufragen und uns besser einzufühlen, wenn es zu Unverständnis kommt.

Wer Romane liest und dort einem Ich-Erzähler folgt, geht im Grunde immer schon davon aus, dass in anderen Menschen Dinge vorgehen, die man auch selbst in dieser oder ähnlicher Weise erleben oder verstehen könnte. Ein Misstrauen prinzipieller Art kommt erst auf, wenn andere Voraussetzungen mit ins Spiel gebracht werden, zum Beispiel eben religiöse oder theologische Annahmen. Eine solche Annahme findet sich in der protestantischen Theologie, insofern diese von Folgendem ausgeht: dass endliche Subjekte einander nie vollkommen verstehen können und Gott als einziges, nicht endliches Subjekt in der Lage ist, uns endliche Wesen ganz zu durchschauen. Nur Gott kann wirklich in unsere Seele blicken und gültig bewerten, was sich dort abspielt, ein Mensch kann das nicht. Und wenn dem so ist oder sein sollte, dann kann man die besten, einsehbaren Gründe heranziehen, die plausibel machen, dass unsere gegenseitige Verständigung doch gut funktioniert und als befriedigend angesehen werden kann – man wird ihnen nicht glauben.

Als zweite Maßnahme schlagen wir vor, von einem neuen Modell der Erklärung auszugehen und dabei die Vorstellung von *Netzwerken* ernst zu nehmen. Warum diese Annahme helfen kann, wird klar, wenn man sich noch einmal das Grundproblem vor Augen führt, das Realisten mit Idealisten haben. Realisten gehen davon aus, dass es nur kausale Beziehungen zwischen einzelnen Bestandteilen unserer Welt gibt.

Im Fall des Gehirns wirkt, der Annahme gemäß, also immer ein Neuron auf ein anderes, wodurch sich in der Folge Wirkungsketten ergeben, und diese Wirkungsketten gliedern sich wiederum in sie umfassende Kausalverläufe unserer Umwelt ein. Aus dieser Annahme ist auch die Vorstellung entstanden, unser ganzes Verhalten sei zuletzt kausal *determiniert*, wir folgten also einer rein mechanischen Abfolge von Ursache-und-Wirkungs-Zusammenhängen. So wie in Uhren eine Feder Druck ausübt, eine Folge von Zahnrädern und schließlich die Zeiger bewegt, so sollte auch menschliches Verhalten prinzipiell erklärbar und auch vorhersehbar sein, vorausgesetzt, man kommt mit der Menge der Daten eines Tages zurecht.

An diesem Punkt der Deutung setzt der Einspruch der Idealisten ein. Sie bestehen darauf, dass unser Leben schließlich nicht in einem bloßen Ablauf von Ursache-und-Wirkungs-Ketten bestehen kann, es brauche auch noch ein Moment des geistigen Einsatzes oder, anspruchsvoller und menschlicher formuliert, der *Freiheit*. Zumindest ein erster Anstoß müsse von uns ausgehen, wenn wir nicht einfach nur ein Spielball mechanischer Wirkungen in der Natur sein wollen. Um noch einmal das Bild vom Uhrwerk zu bemühen, wie es im 18. Jahrhundert als Erklärung herangezogen wurde, um sich geistige Dinge modellhaft vor Augen zu stellen: Es braucht zumindest jemanden, der einmal die Feder aufzieht, damit sich daran anschließend alles so abspielen kann, wie es nach den Gesetzen der Mechanik zu geschehen hat.

Freiheit oder Determinismus, zu dieser Formel wird die Debatte der Realisten und der Idealisten heute zugespitzt. Bibliotheken an Fachliteratur wurden schon darüber geschrieben, Ende unabsehbar. Besteht der Realist darauf, dass es auch in unserem Gehirn schließlich nur Kausalgesetze sind, die zur Anwendung kommen, reagiert der Idealist darauf mit der Feststellung, dass uns bei dieser Annahme auch noch die einfachste Form von Freiheit, und das ist die freie Entscheidung, so oder anders zu handeln, abhandenkommt. Irgendeine Form von Anfang in der Welt muss der Mensch doch hervorbringen können. Ein klein wenig muss auch der Mensch selbst Gott sein dürfen, indem man ihm zugesteht, schöpferisch in der Welt aufzutreten.

Freiheit oder Determinismus?

Wie wir es heute leicht nachvollziehen können, ist aber schon das rein kausale Erklärungsmodell des menschlichen Geistes – nach dem Vorbild eines komplizierten Uhrwerks – der Fülle unserer neuen Einsichten nicht mehr gewachsen. Denn die neurobiologische Forschung hat längst gezeigt, dass eben nicht einfach nur ein Neuron auf ein anderes wirkt, so wie ein Zahnrad in das nächste greift. Vielmehr wissen wir, dass immer eine Mehrzahl oder Vielzahl von Neuronen im Spiel sind, wenn es auch nur darum geht, das Feuerverhalten einer einzelnen Zelle zu beeinflussen. Und dann wissen wir auch, dass eine Nervenzelle eben nicht nur in einer Verbindung mit anderen Zellen eines selben Verbundes oder Netzwerkes steht, sondern in mehrere, ganz verschiedene Netzwerke eingebunden sein kann. Dieselbe Zelle, die also für Wahrnehmungsaufgaben gebraucht wird, kann zugleich auch in emotionalen Zusammenhängen eine Rolle spielen. Und schließlich hoffen wir bereits Evidenzen dafür geliefert zu haben, dass auch die unterschiedlichen Netzwerke untereinander noch einmal in Beziehung stehen, lokale Netzwerke also in höherstufigen Netzwerken aufgehen.

Anders als in der Vorstellung, der die Realisten und Idealisten in ihrem Dauerstreit anhängen, kann man also gar nicht so eindeutig zuordnen, welche Neurone im Sinne einer Ursache wirken und welche nur eine Wirkung erfahren. Denn die Ursache-Wirkungs-Zusammenhänge sind in Netzwerken (und erst recht in Netzwerken von Netzwerken, die noch einmal von Netzwerken koordiniert werden) so komplex und so sehr auf vielschichtige Wechselwirkungen angelegt, dass eine einfache Aussage der Art, wie sie die Entscheidung zwischen Freiheit oder Determinismus fordert, unsinnig erscheinen muss. Immer dann nämlich, wenn in der einen Hinsicht festgestellt wird, dass Neurone diese oder jene Wirkung hervorbringen, muss zugleich auf einer höheren Ebene noch einmal mitbedacht werden, dass jene Wirkung wiederum zu Folgen in ganz anderen Zusammenhängen führt – Folgen, die über vielfache Bande gespielt am Ende wiederum dahin führen, schon den Ausgangspunkt der nun einzeln nachverfolgten Wirkungskette als eine Wirkung ganz anderer, umfassenderer Wirkungszusammenhänge anzusehen.

Schauen wir noch genauer hin, dann zeigt sich, dass schon die klassische Vorstellung von einfachen und durchgängigen Wirkungsketten den tatsächlichen Abläufen im Gehirn nicht gerecht wird. Seit fast 30 Jahren weiß man, dass die Weitergabe von Signalen auf zellulärer Ebene *nicht linear* vonstattengeht. Die biochemischen Prozesse folgen nicht einfach dem Muster »A erhöht B«, wie Ursula Kummer, eine Heidelberger Expertin für die Modellierung solcher Prozesse, erklärt.[3] Es wird also nicht einfach ein Botenstoff ausgeschüttet, und auf diese Ausschüttung folgt dann eine Reaktion. Vielmehr schwankt die Konzentration des Botenstoffes (zum Beispiel Kalziumionen) schnell, sie oszilliert, um es genauer zu sagen, und die eigentliche Information ist dann sowohl in der »Amplitude als auch in der Frequenz der Konzentrations-Oszillationen« zu finden.

Ganz unterschiedliche Botschaften können somit in der Ausschüttung eines Botenstoffes transportiert werden.

Hinzu kommt, dass es bei dem Empfängerprotein auch nicht nur eine Bindungsstelle gibt, sondern mehrere, an die ein Botenstoff andocken kann. Je nachdem, wie stark die Stoffe an diese Stellen binden, können verschiedene Arten von Signalen empfangen werden. Und man muss bei derartigen *kooperativen Bindungen*, wie es in der Fachsprache heißt, auch schon mit Effekten von Rückkopplung rechnen, die wiederum nur der Ausgangspunkt für viel weitergehende Wechselwirkungen auf Netzwerkebene sind.

Noch komplexer wird es, wenn man sich vor Augen hält, dass die gesamte Aktivität eines Netzwerkes wiederum auf die Aktivität einzelner Zellen oder Zelltypen zurückwirkt, und zwar jederzeit.[4] Schon die simpelsten Wahrnehmungsprozesse sind immer das Ergebnis von Informationsschleifen. Was vom Sinnesorgan an Informationen zur Verarbeitung weitergeleitet wird, wird wiederum rückwirkend kontrolliert und moduliert.[5]

Im Fazit gilt es aus unserer Sicht festzuhalten: Freiheit oder Determinismus sind zwei Alternativen, die sich aus einer mechanisch-kausalen und deterministischen Deutung des Gehirns ergeben. Betrachten wir dagegen das Netzwerk als ein zeitgemäßes Modell für die Hirnforschung – und im Hintergrund dieser Annahme stehen natürlich unsere vielfältigen Erfahrungen mit Netzstrukturen im Zeitalter des Internet –, dann sind Freiheit und Determinismus nur zwei extreme Formen, wie sich Entscheidungen im Verbund von Netzwerken herbeiführen lassen. Freiheit und Determinismus sind selbst also bestenfalls nur Effekte und Ergebnisse von Netzwerkaktivitäten. Die mit ihnen verbundene Weltanschauung sollte als

Deutung der Vorgänge in unserem Gehirn eigentlich längst ausgedient haben.

Warum wir uns an Rotkäppchen erinnern, auch wenn wir das Märchen nie gelesen haben

Wir haben einen Exkurs gemacht, um Bedenken auszuräumen – Bedenken ganz grundsätzlicher Art, die gegen die Annahme eines kollektiven Gedächtnisses vorgebracht werden. Kann das Gedächtnis des einen Individuums mit dem Gedächtnis eines anderen kurzgeschlossen werden? Kann ein Individuum überhaupt ein anderes verstehen, nachvollziehen, was sich im Kopf seines Gegenübers tut? Wäre es zuletzt mit unserer Freiheit vereinbar, wenn wir einander geistig so nahe kommen?

Nach dieser Grundsatzdiskussion trauen wir uns zu, mit (theoretisch) gutem Gewissen dem Phänomen weiter nachzugehen. Und nun kommt es darauf an zu verstehen, wie denn das kollektive Gedächtnis tatsächlich aufgebaut ist und funktioniert. Vor rund 90 Jahren hat der französische Soziologe Maurice Halbwachs dem kollektiven Gedächtnis seinen Namen gegeben,[6] und seitdem wurde das Konzept in mancher Hinsicht erweitert und verfeinert.[7] Eine Ausformung findet man inzwischen im *kommunikativen Gedächtnis*,[8] in dem nur tradiert werden kann, was mündlich weitergegeben wird. Mit einem *kulturellen Gedächtnis* haben wir es hingegen zu tun, wenn auch schriftliche Zeugnisse zugelassen sind oder andere Informationsträger als Gedächtnisstützen dienen dürfen. Während man dem kommunikativen Gedächtnis eine begrenzte Lebensdauer zuspricht – man denkt an etwa drei bis vier Generationen –, kann das kulturelle Gedächtnis prinzipiell ewig andauern.

Auch bei der Frage, wie das kollektive Gedächtnis in sich angelegt ist, welche Strukturen es aufweist und nach welchem Modell man sich es vorstellen muss, gibt es unterschiedliche Auffassungen. Halbwachs stellte sich noch vor, im kollektiven Gedächtnis würden unsere individuellen Erinnerungen wie in einem großen Orchester zusammenstimmen. Das Gedächtnis selbst muss man sich demnach in der Art einer Partitur vorstellen, die wir alle einzeln, dabei aber synchron, ausführen. Und die Partitur steht dann sinnbildlich für unsere ganze Kultur. Andere Modelle gehen von theologischen Vorbildern aus. Der Ägyptologe Jan Assmann hat dementsprechend die Glaubenssysteme des Monotheismus als vorbildlich für unser kollektives Gedächtnis angesehen.[9] Was zuvor noch jeder Einzelne für sich glaubte, erscheint darin normiert und auf wiederholbare Formeln und Grundsätze gebracht. Beim gemeinsamen Sprechen von Gebeten synchronisieren sich die individuellen Gedächtnisse, eine Glaubensgemeinschaft versichert sich ihrer wesentlichen Inhalte und teilt sich einen Fundus an Wahrheiten.

Französische Historiker wie Pierre Nora stellen sich schließlich vor, wir würden uns im kollektiven Gedächtnis an sogenannten *lieux de mémoire* einfinden, also an besonderen Gedächtnisorten.[10] Wenn jemand beispielsweise in patriotischer Stimmung der französischen Nationalhymne zuhört oder sie mitsingt, dann teilt er oder sie in solchen Augenblicken der Ergriffenheit ein solches kollektives Gedächtnis mit allen anderen, die das auch tun. Das kollektive Gedächtnis wird also mit der Bildung politischer und nationaler Gemeinschaft in Verbindung gebracht.

Die genannten Ansätze stammen noch aus dem 20. Jahrhundert, und wir wollen wenigstens kurz skizzieren, wie weit wir mit unserem neuen Bild vom kollektiven Gedächtnis kommen als einem Netzwerk, wie wir es uns im frühen 21. Jahrhundert am Vorbild der vielfältigen Netzplattformen bereits vorstellen können. Wir beginnen mit einem Beispiel.

Wer schon einmal mitgeraten hat bei der Quizsendung *Wer wird Millionär,* wird sich vermutlich schon häufig gewundert haben, wie es sein kann, dass Menschen die richtige Antwort finden, obwohl sie ganz offensichtlich noch nie mit der gestellten Frage konfrontiert wurden – geschweige denn die passende Antwort gelernt haben. Wie kommt es, dass man es mit Ahnungen und Vermutungen so weit bringen kann und die richtige Lösung irgendwie schon auf der Zunge trägt? Wieso ist die Befragung des Publikums in den meisten Fällen so verlässlich? Warum kann der Moderator durch geschicktes Nachfragen oder zweideutiges Mienenspiel die Lösung schon vorwegnehmen?

In unserem Quiz lässt sich der Zuwachs an Wissen nun folgendermaßen nachvollziehen. Nehmen wir an, ein Detail aus einem Märchen wird abgefragt: »Womit wird der Bauch des bösen Wolfs gefüllt, nachdem der Jäger Rotkäppchen und die Großmutter daraus befreit hat?« Dann werden wie immer vier Antworten zur Auswahl gestellt: A) Blei B) Steine C) Kuchen D) Wein. Unglücklicherweise hat der Kandidat Grimms Märchen nie gelesen oder die Geschichte des armen Rotkäppchens nicht mehr präsent. Es bleibt also nur, klug zu überlegen und dabei zu einer Wertung darüber zu kommen, was am plausibelsten klingt. Geht man nach der Logik der Geschichte, könnte es durchaus sein, dass der Jäger den Bauch des Wolfs mit Blei füllt. Schließlich schießt der Jäger mit Blei, und Blei ist schwer, so kommt der Wolf nur noch schwer von der Stelle. Der Kuchen scheidet aus – Rotkäppchen hatte in ihrem Körbchen zwar Kuchen dabei für die Großmutter, es kann aber kaum als eine gerechte Strafe gelten, wenn der Wolf auch noch belohnt wird für seine Freveltat. Dasselbe gilt für den Wein, den Rotkäppchen auch noch der Großmutter mitbringen sollte. Bleibt also die Wahl zwischen Blei und Steinen. Vielleicht hat auch der 50/50-Joker inzwischen dazu beigetragen, C und D als Optionen auszusortieren. Wenn es zur Entscheidung kommt, kann das kollektive Gedächtnis folgendermaßen helfen: Man fragt sich nun nicht mehr nur, was in die Logik des Märchens selbst passt, versucht also die richtige Antwort nicht mehr allein aus dem nächstliegenden Kontext zu erschließen. Man fragt sich vielmehr, was bei einer Rezeption des Märchens im weiteren Sinn hängen geblieben sein kann. Und damit, was über lange Zeit hinweg den Weg in unser kollektives Gedächtnis gefunden hat. Solche weitergehenden Wirkungen lassen sich beispielsweise in Redewendungen wiederfinden. Und jetzt wird die Entscheidung schon einfacher. Wir sagen heute noch, etwas liegt mir »wie ein Stein im Magen«, nicht nur, wenn wir etwas Falsches gegessen haben, sondern eben auch, wenn das Beschwernis eine moralische Ursache hat. Man trägt etwas in sich und mit sich herum, eine Entscheidung, die man treffen muss, oder eine Tat, die es zu verantworten gilt, und fühlt sich nicht gut. Moral schlägt auf den Magen. Und Märchen lieben Sinnbilder.

Das kollektive Gedächtnis ist also in der Lage, uns zu helfen, wenn wir nicht mehr weiterwissen. Es ist in dem Zusammenhang die Vernetzung der Inhalte, die uns voranbringt, paradoxerweise auch und gerade dann, wenn uns der eigentliche Inhalt vollkommen entfallen ist. Indem Erinnerungen eingelassen sind in Kontexte, die sie mitprägen, kann man im Umkehrschluss nämlich aus den Kontexten auch wiederum auf die Inhalte schließen. Nehme ich aus dem Netz ein Element heraus, arbeiten die anderen Elemente, die mit ihm in Verbindung stehen, wieder zu. Und diese Zuarbeit darf man sich durchaus so vorstellen, dass nicht einfach nur Daten übertragen werden, wie das im alten Modell eines Informationstransfers vorgesehen war; vielmehr erscheint die hilfreiche Zuarbeit in allen lebensweltlichen Kontexten. Erinnerungen bilden untereinander eine Netzcommunity. Sie handelt Wertungen unter sich aus, wie wichtig etwas ist, für den Nutzer oder die Gemeinschaft; wie beständig etwas wirkt, für den Tag oder für die Ewigkeit; wie sehr es unser Bild einer Sache verändert oder intakt lässt. Das kollektive Gedächtnis arbeitet ein Stück weit so, wie es unsere neuen Enzyklopädien nach dem Vorbild von Wikipedia auch tun, indem sie versuchen, Übersichten im Ganzen und Vernetzungen im Detail hervorzubringen. Jeden Tag wird Neues hinzugefügt, eingeordnet, überarbeitet und erneut als Stand des Wissens ausgegeben. Und schließlich versieht uns das kollektive Gedächtnis auch noch mit einer Navigationshilfe, die uns im Zweifelsfall anleitet, wie mit den vorhandenen Wertungen und Gewichtungen, mit Informationen und ihrer dauernden Neufassung umzugehen ist.

In unserer Quizsendung übernimmt diesen Part der Moderator, der Hinweise gibt und warnt, wenn jemand zu schnell bei der Sache ist, der ermuntert und zuredet, wenn ein Kandidat zu zögerlich agiert. Kandidat und Publikum, Joker und Experten und nicht zuletzt der Moderator sind so gesehen Veranschaulichungen dessen, was ein kollektives Gedächtnis täglich zu leisten imstande ist. In Situationen, in denen wir Dinge gefragt werden, die wir aus dem eigenen Erleben und Lernen gar nicht wissen können, hilft es uns weiter. Und so kann es schließlich sein, dass jeder von uns mit Rotkäppchen gut bekannt ist, auch wenn sie oder er in der Kindheit ganz ohne Märchen ausgekommen ist.

KAPITEL 8

Das *Human Brain Project* – oder: Wird das Gedächtnis der Zukunft hochgeladen?

Wir sind immer noch mit der Frage beschäftigt, wie unser Gedächtnis unsterblich werden kann. In den vorangegangenen Abschnitten haben wir klassische Ansätze und Lösungen des Problems vorgestellt. Jetzt wollen wir zum Abschluss noch in die Zukunft schauen. Wer oft ins Kino geht, ist vermutlich schon einmal mit passenden Vorstellungen konfrontiert worden. Eine derzeit gängige Version besteht in der Vorstellung, wir könnten unser Gedächtnis auf Maschinen übertragen und so vor dem Verfall retten. Der Film *Transcendence* mit Johnny Depp hat das vor kurzem (im Jahr 2014) durchgespielt. All das, was wir gelernt und durchdacht haben, würde dann digitalisiert und auf einen externen Großspeicher hochgeladen. Zu einem späteren Zeitpunkt, wenn, wie in *Transcendence,* der Körper wiederhergestellt werden kann, könnte das zwischengespeicherte Gedächtnis dann wieder heruntergeladen werden. Das Gedächtnis überlebt so unser physisches Ableben, indem es einfach zu einem späteren Zeitpunkt einem wiederhergestellten Träger wieder aufgespielt wird.

Klarerweise handelt es sich dabei noch um Science-Fiction. Und doch gibt es heute bereits ernst gemeinte Versuche, das menschliche Gehirn und sein Gedächtnis zu digitalisieren und als Computersimulation nachzubauen. Wie wir es in der Einleitung schon kurz angesprochen haben, ist das prominenteste Vorhaben dieser Art zurzeit das sogenannte *Human Brain Project*. Es startete 2013 und wird vielleicht nur noch von den Anstrengungen überboten, die für ein anderes Großprojekt in der Schweiz aufgebracht werden, wo es um Kernphysik und den Riesenteilchenbeschleuniger CERN geht. 1,19 Milliarden Euro hat die Europäische Union für das Human Brain Project bereitgestellt, mehr als 80 europäische und internationale Institute und Institutionen sind beteiligt. Und noch ansehnlicher wird das Unternehmen, wenn man hinzunimmt, dass zur gleichen Zeit in den USA ein Parallelprojekt angelaufen ist, das auf den Namen *Brain Initiative* hört, auf zehn Jahre angelegt ist und pro Jahr mehr als 300 Millionen US-Dollar kosten soll. Alles in allem stehen also fast 4 Milliarden Euro bereit, um ein einziges Ziel zu verfolgen: die Aktivität eines jeden Neurons im Gehirn zu berechnen und nachzuverfolgen.

Die amerikanische Initiative sieht sich in der Nachfolge des *Human Genome Projects*, mit dem Anfang des Jahrtausends der Gen-Code entschlüsselt wurde; nun soll auch der Mind-Code geknackt werden. Es ist ein Vorhaben, das sich amerikanisch gibt, insofern man immer noch auf dem Weg der Entdeckung neuer Welten und Kontinente ist. Die letzten weißen Flecken auf dem Gehirnatlas sollen gefüllt werden, eine Art Google Earth entsteht, das noch dazu tief in unsere Köpfe hineinzoomen kann. Das europäische Projekt ist anders angelegt. Es zielt darauf ab, ein Computermodell zu erstellen, in dem die gesamten Aktivitäten des Gehirns simuliert werden. Die Faszination der ersten Uhrmacher meldet sich hier womöglich zurück, die mit ihren feinmechanischen Wunderwerken meinten, den Lauf der Welt im Großen und Ganzen nachzustellen. Man möchte verstehen, wie der menschliche Geist tickt und wie sich in ihm eine ganze Welt in der Vorstellung zusammensetzt. Nicht umsonst hat das Unternehmen von Henry Markram, der auch das *Blue Brain Project* gegründet hat, seinen Sitz in der Schweiz.

Ein Teilprojekt des Human Brain Projects wurde schon Ende 2007 abgeschlossen. Für den Anfang hatte man sich damals vorgenommen, eine neokortikale Säule per Computeranimation nachzubauen. Wie der Name schon sagt, kommt eine solche Säule in der Großhirnrinde vor, und sie hat die Größe einer Stecknadel. Beim Menschen organisieren sich in ihr ungefähr 60 000 Neurone. Weil man noch am Anfang des Unternehmens stand, machte man sich die Arbeit ein wenig leichter und begann erst einmal damit, eine solche Säule im Hirn einer Ratte nachzubilden. Sie enthält nämlich nur rund 10 000 Neurone. Wie Markram es beschreibt, war die Idee für das weitere Vorgehen denkbar einfach. Für jedes einzelne Neuron würde man ein Laptop nehmen, also insgesamt 10 000 Laptops zusammenstellen – in einem großen Kühlschrank. Man würde sie untereinander vernetzen und dann schauen, was passiert. 2011 war man bereits so weit, das Zusammenspiel von 100 neokortikalen Säulen mit insgesamt einer Million Zellen zu simulieren; 2023 will man es schließlich geschafft haben, das menschliche Großhirn als Computermodell zum Laufen zu bringen. Von der Kapazität her gesehen, sind wir dann bei Größenordnungen von 1000 Rattenhirnen, auf die Anzahl der Neurone umgerechnet, bei rund 86 Milliarden angelangt.

Doch bis dahin ist es noch ein weiter Weg. Nicht nur der schieren Anzahl der beteiligten Neuronen und ihrer synaptischen Verbindungen gilt es nahezukommen, auch der Verarbeitungsgeschwindigkeit der *nassen* Computer, als die unsere Gehirne gern angesehen werden. Im Jahr 2012 benötigten die Vorgänge in den vernetzten Computern immer noch rund

300 Mal länger als die Verarbeitung der Daten im Gehirn. Um also eine reale Sekunde Hirnaktivitäten am Rechner nachzustellen, musste man fünf Minuten warten.

Mit dem Human Brain Project werden ethische und auch praktische Motive verbunden: Wenn wir mit Computerprogrammen arbeiten, müssen wir keine Experimente mit Versuchstieren durchführen. Eingriffe am menschlichen Gehirn sind sowieso nur denkbar, wenn ansonsten noch größerer Schaden droht – und bleiben auch dann womöglich noch moralisch umstritten. Computersimulationen können auch, so wenigstens die Hoffnung, eindeutigere Versuchsergebnisse hervorbringen, weil zufällige Störungen und Wechselwirkungen mit anderen Komponenten, die man nicht bedacht haben konnte, nicht auftreten. Und nicht nur effizienter und genauer sollen die Versuche im Virtuellen sein, sondern auch noch billiger.

Die beteiligten Fachrichtungen verfolgen unterschiedliche Ziele. So erhofft sich die Medizin, dass sie mithilfe einer Softwareversion unseres Gehirns die zu behandelnden Krankheiten der menschlichen Hardware besser einschätzen und diagnostizieren kann – das heißt einerseits erkennen, was genau schiefläuft, und andererseits vorhersagen, wie es weitergeht und wo es endet, ohne wie bisher darauf angewiesen zu sein, einfach nur zuzuschauen und abzuwarten, bis der Schaden eintritt oder auch nicht.

Umgekehrt erhoffen sich die Informatiker und Softwaredesigner, für ihre Zwecke etwas zu gewinnen, wenn es nämlich gelingt, den immer noch vorhandenen Vorsprung menschlicher Intelligenz gegenüber den Maschinen abzubauen. Wenn man es also fertigbringt, Denkmaschinen zu bauen, die das Maschinelle hinter sich lassen und sich den zu lösenden

Problemen so flexibel und anpassungsfähig annehmen, wie wir das schon lange tun.

Zuletzt sollen es aber nicht nur praktische Vorhaben sein, die man verfolgen will. Auch Grundlagenforschung für die Theorie und die Philosophie soll geleistet werden. So versäumt es die Homepage des Projekts nicht, darauf hinzuweisen, dass es auch um »wissenschaftliche Neugierde« geht und diese sich auf Phänomene wie »Bewusstsein« und »menschlicher Geist« bezieht.

Mittlerweile sind Unstimmigkeiten innerhalb der Forschergemeinschaft aufgetreten, die mit der Durchführung des Projekts betraut ist.[1] Die Neurobiologen sehen sich in Nachteil geraten gegenüber den Informatikern. Es sei nicht genug Geld für die klassischen biologischen Experimente da, und die Computerwissenschaftler würden die Forschungsziele eigenmächtig und zu ihren Gunsten verändern. 2014 wurde ein offener Brief formuliert, in dem die Streitpunkte publik gemacht wurden.

Schwerer als die Schwierigkeiten mit der Organisation und der Geldverteilung wiegen aus unserer Sicht jedoch die prinzipiellen Probleme des Unternehmens, mit denen nun auch die Organisatoren mehr und mehr konfrontiert werden. Andreas Herz, Professor für theoretische Neurowissenschaften an der Ludwig-Maximilians-Universität in München und zum Mediator im Streit der beiden Fakultäten bestellt, wendet Folgendes ein: Zum einen sei es schon fraglich, ob die Übertragung der Daten vom menschlichen Gehirn auf den Computer wirklich gelingt. Könnte es doch sein, dass sich die physiologischen Vorgänge in den Gehirnen von jenen in den Mikroprozessoren weit mehr unterscheiden, als das im Sinn des Projekts vorhergesehen ist und kompensiert werden kann. Und dann, das ist der zweite Punkt, muss man noch einmal nachfragen, ob denn die zur Datensichtung verwendeten Algorithmen auch der passende Schlüssel zum Erfolg sind. Das Problem ist inzwischen auch aus der Diskussion um Big Data bekannt. Algorithmen filtern aus einer gegebenen Datenmenge nämlich immer nur das heraus und finden dort Zusammenhänge, wo sich für sie Ähnlichkeiten errechnen. Ihre Mustererkennung beruht wiederum auf einer mathematischen Vorstellung davon, was sie überhaupt für ein Muster halten. Es bleibt also fraglich, ob wir mithilfe unserer Analyse-Algorithmen tatsächlich Hirnvorgänge nachvollziehen, oder eben doch nur jene Musterprozesse, die eine Rechenmaschine bei sich selbst vermutet.

Das Lächeln der Mona Lisa

Wir haben allerdings noch einen Einwand, und der ist weitaus grundsätzlicher. Er geht auf Debatten im Heidelberger Marsilius-Kolleg zurück, dem wir beide sehr zu Dank verpflichtet sind. Kurz gefasst meint er das Folgende: Im besten Fall führt das Human Brain Project dazu, dass wir eine Eins-zu-eins-Kopie des menschlichen Gehirnes bekommen im Hinblick auf dessen Funktionen. Was aber gewinnen wir durch einen solchen Nachbau? Was verstehen wir besser, wenn es um Krankheiten und deren Verläufe geht? Oder wie können wir besser einsehen, was »menschlicher Geist« und »Bewusstsein« bedeuten?

Dazu ein Beispiel: Jeder von uns hat schon einmal die Mona Lisa von Leonardo da Vinci gesehen, sei es im Original, das im Louvre in Paris hängt, sei es in einer Abbildung, die sich auch auf einer Verpackung für besonders kunstvoll gemachte Pasta befinden kann. Seitdem es die Mona Lisa gibt, fragen sich Menschen, was es mit ihrem Lächeln auf sich hat. Vielleicht ist keine Frage im Zusammenhang mit einem Kunstwerk öfter gestellt worden als diese. Wie auch immer man die Sache anging, kunsthistorisch (gibt es Vorbilder, die ähnlich rätselhaft lächeln?), biographisch (das Modell lächelte vielleicht eben genau so), tiefenpsychologisch (der Maler malte sich selbst, die weibliche Seite in ihm), es konnte keine für alle zufriedenstellende Erklärung gefunden werden.

Nun kommt die Idee auf, dem Geheimnis der Mona Lisa einfach dadurch nachzuspüren, dass wir eine Kopie von dem Bild anfertigen. Die Frage ist nur, haben wir dann besser verstanden, was es mit der sonderbaren Mundstellung auf sich hat? Noch immer lächelt sie uns an, von welcher Seite wir uns dem Bild nähern, aber sie lächelt auch immer noch genauso rätselhaft, wie sie es schon zuvor getan hat.

Auch beim Human Brain Project sind wir offenbar keinen Schritt weiter, wenn wir das menschliche Gehirn verstehen wollen – wenn denn verstehen irgendetwas bedeutet, was man anspruchsvoll in einem wissenschaftlichen Sinn nennen darf. Eine Kopie erklärt eben gar nichts, denn sie stellt denselben Gegenstand einfach nur noch einmal hin. Die Fragen, die wir an die Kopie richten, sind immer noch dieselben, die wir auch an das menschliche Gehirn adressierten, sie wiederholen sich also nur. Selbst wenn es gelingen sollte, in einer Frist von knapp zehn Jahren eine komplette Computersimulation des menschlichen Gehirns zu erstellen, wären wir damit immer noch ganz am Anfang der eigentlichen Forschung. Wir müssten auch bei dem Modell wieder ganz von vorn beginnen mit dem, was wir zuvor schon am Original des menschlichen Gehirns erforschen wollten.

Und doch bleibt das ungute Gefühl, wir machten es uns womöglich zu einfach, wenn wir die Modellstrategie so schnell abtun. Denn tun wir uns nicht doch leichter beim Verständnis von etwas, wenn wir hineinschauen können und mitverfolgen, was sich dort im Inneren tatsächlich abspielt? Diese Frage stellte sich vor mehr als 300 Jahren Gottfried Wilhelm Leibniz. Leibniz war nicht nur Philosoph, sondern auch ein Pionier in der Mathematik; er kam zeitgleich mit Isaac Newton den Geheimnissen der Infinitesimalrechnung auf die Spur. Und wie seine Zeit überhaupt, so war auch er sehr interessiert an den Rechenmaschinen, die damals zwar noch auf analoge Verfahren zurückgreifen mussten, aber bereits erstaunliche Dinge leisten konnten. Jedoch war Leibniz von den Rechenmaschinen nicht ganz so fasziniert wie seine damalige Umgebung. Diese glaubte in den mechanischen Rechenoperationen etwas Göttliches wiederzuerkennen, ewige Gesetze rationaler Kombination im Zusammenspiel eines einfachen Räderwerks. Und obwohl Leibniz den Gedanken sogar apart fand, dass in den analogen Computern so etwas wie ein *Geist in der Maschine* zu finden sei, an einem Punkt wollte er doch bei dieser Vorstellung nicht mitgehen. Nämlich dort, wo man glaubt, man könne den Geist in der Maschine finden, indem man sie einfach aufmacht und sieht, was sich darin abspielt.

Leibnizens Anschauungsbeispiel ist denkbar einfach. Man stelle sich vor, man habe noch nie eine Windmühle gesehen. Sie steht in der Landschaft, ihre Flügel drehen sich im Wind, sie sieht meistens irgendwie malerisch aus. Nun geht man hin, öffnet eine Tür oder Luke und schaut hinein. Was sieht man? Balken, Räder, Getriebe, Übersetzungen, Staub, man hört überall das Knarzen des Holzes. Weiß man jetzt besser, was eine Mühle ist? Der Witz der Frage besteht natürlich darin, dass man es durchaus besser wissen kann – aber nur dann, wenn man es zuvor schon weiß oder wenigstens eine Ahnung davon hat, wozu die ganze Anlage mitsamt ihrer eigenartigen Mechanik gut sein soll. Ich muss schon irgendeine Vorstellung davon haben, was die Mühle zu einer Mühle macht, damit ich sie als solche erkennen kann. Wenn ich hineinschaue, sehe ich nur mechanisches Räderwerk, und dieses Räderwerk selbst gibt mir noch keinen Schlüssel an die Hand, was die ganze Kombination seiner Bewegungen schließlich bewirken soll.[2]

Und wenn wir jetzt den Gedanken zurück auf die Hirnforschung übertragen, zeigt sich, dass genau das auch in unserem Fall zum Problem wird. Selbst wenn wir mithilfe eines Eins-zu-eins-Modells einen besseren Blick in das Innenleben des menschlichen Geistes bekommen, können wir doch nicht verstehen, was es mit diesem Geist auf sich hat, es sei denn, wir wissen zuvor schon, was er ist. So wenig wie uns das mechanische Getriebe in der Mühle einsehen lässt, dass es sich um eine Mühle handelt, so wenig sagt uns der Datenaustausch zwischen den Laptops, die für unsere Neuronen einstehen, was der höhere Sinn und Zweck der Datenverschiebung sein soll. Gegenüber unserer Ausgangslage haben wir also wieder nichts gewonnen. Denn schon das reine Feuerverhalten der Neurone gibt uns ja von sich aus keinen Aufschluss darüber, was es bedeutet. Und wenn dies so ist, kommen wir grundsätzlich nicht weiter, wenn wir dasselbe reine Feuerverhalten nun in die Computersprache übersetzen und möglichst naturgetreu nachstellen.

Ganz zum Schluss unserer Überlegungen muss man auch noch einmal darüber nachdenken, ob es sich bei dem Human Brain Project in erster Linie um ein Prestigeunternehmen handelt und ob es das viele Forschungsgeld tatsächlich wert ist. Menschheitsfragen wie jene nach dem Rätsel des Geistes oder dem Wesen von Bewusstsein wird man mit seiner Hilfe jedenfalls nicht lösen können, einfach deshalb, weil derlei Fragen experimentell überhaupt nicht zu lösen sind. Wir müssen, wie wir es eben vorgestellt haben, schon wissen, was wir unter Geist verstehen, um nachvollziehen zu können, wozu er in der Lage sein soll.

Geht es um die praktischeren Ziele, wäre weiter zu fragen, ob nicht weniger umfangreiche Unternehmen mehr Aussicht auf Erfolg hätten. Die Forschung tut ja grundsätzlich gut daran, sich auf Einzelfragen und -probleme zu konzentrieren. Man müsste überlegen, ob nicht eine wohldurchdachte Koordination von anspruchsvollen Einzelprojekten am Ende zu umfassenderen Ergebnissen führen würde. Am wahrscheinlichsten dürfte es noch sein, dass die Computerwissenschaft ihre hochgesteckten Ziele am Ende des Tages verwirklicht sieht. Wir wären dann der Aussicht näher gekommen, das menschliche Gehirn für Maschinen lesbar zu machen. Und wir könnten uns vorstellen, wie es sein wird, wenn unser ganzes Gedächtnis auf einen externen Speicher übertragen wird, um eines späteren Tages wieder in einen menschenähnlichen Träger eingespeist zu werden. Die Frage aber, die wir uns und dem Leser stellen, lautet: Wollen wir das? Wie würde die Welt aussehen, wenn Menschen lange Zeit im Dornröschenschlaf blieben und dann in einer Zukunft wieder aufwachten, in der nichts mehr so ist, wie es zu ihren Lebzeiten einmal war? Und würden wir in einer Welt leben wollen, in der kein Bewusstsein wirklich jemals erlischt und wir alle am Ende unsterblich sein würden? Es sind spannende und beunruhigende Fragen, aber zugleich der Stoff für ein ganz anderes, neues Buch.

ZUM SCHLUSS: Wie uns das geniale Gedächtnis in die Zukunft führt

Am Ende eines langen Parcours bleibt die Frage, wie es weitergehen wird mit unseren Gedächtnisdingen. Wie schon angedeutet, erscheinen heute bereits Utopien in Reichweite, die uns und unser Gedächtnis unsterblich machen. In der amerikanischen Sitcom *The Big Bang Theory* entschließt sich die Hauptfigur Dr. Dr. Sheldon Lee Cooper zu Diät und Leibesübungen, um den Tag noch zu erleben, an dem sein Gedächtnis und sein IQ von 187 einen neuen Träger finden könnten. Der Leiter der Entwicklungsabteilung bei Google, Ray Kurzweil, träumt ebenfalls davon, dass Menschen ihre »Biologie überwinden«[1] und rechnet für das Jahr 2045 damit, dass das gelingt. Er sieht auch voraus, dass wir anschließend in Gestalt von Robotern in das Weltall ausschwärmen. Dort sollen wir fremde Galaxien besiedeln und ferne Kulturen mit der unsrigen in Kontakt bringen. Andere Stimmen sind kritischer. Der Film *Transcendence* etwa, von dem die Rede war, sieht gesellschaftliche Widerstände vorher für den Fall, dass Menschen in der beschriebenen Art verbessert werden. Und das Genre der Schwarzen Utopien ist spätestens seit den *Terminator*-Filmen ebenso präsent und eindrucksvoll wie die weißen Utopien, gegen die sie sich richten.

So beunruhigend – oder auch beruhigend, je nachdem – solche Aussichten auch sind, wollen wir hier noch einmal auf das zurückkommen, was uns im Moment und in unserer nahen Zukunft sehr viel näher liegt und uns in der Forschung tatsächlich beschäftigt. Das ist die Frage, wie sich die Anforderungen an unser Gedächtnis heute bereits verändern, und wie wir sinnvollerweise damit umgehen können. Die Herausforderung geht dabei von einer Technikkultur aus, wie wir sie jetzt schon haben – und dafür also keine Science-Fiction bemühen müssen.

Beginnen wir mit Beispielen: Gestern noch musste ein Taxifahrer in London dessen Stadtplan und 25 000 Straßen sowie 20 000 Sehenswürdigkeiten kennen, um eine Lizenz zu erhalten, und Untersuchungen am Hippocampus der Taxifahrer zeigten verlässlich, dass diese Region mehr Volumen aufwies als beim Durchschnitt der Menschen. Heute reicht ein Smartphone, um mit einem solchen Ortsgedächtnis spielend mithalten zu können. Gestern musste der Gelehrte noch lange Jahre studieren, um sich den Umfang an Fakten anzueignen, den es für die Ausarbeitung anspruchsvoller Theorien braucht. Heute hilft die Verlinkung unserer Enzyklopädien, jenes Wissen schnell, verlässlich und jederzeit parat zu haben. Jeder Schüler, der im Zeitalter von Wikipedia aufwächst, bemerkt, dass vieles von dem, was in den (alten) Schulbüchern noch als Lernstoff aufgeführt ist, heute schon nicht mehr auswendig gelernt werden muss. Die Netz-Enzyklopädien bereiten es für uns verlässlich auf. Und auch unsere Alltagskultur hat sich merklich verändert. Denken wir nur an die Selfies, die praktisch bei jeder Gelegenheit entstehen. Begegnungen werden dokumentiert, Besuche an neuen Orten festgehalten. Alles Dinge, die wir zuvor noch unserem Gedächtnis überließen.

Man kann einige, wenn nicht sogar viele der Entwicklungen kritisch sehen, die wir hier nur kurz angerissen haben. Man kann bedauern, dass Jugendliche heute keine Gedichte mehr auswendig lernen; man kann sich fragen, ob es gut ist, dass wir uns so ausschließlich auf unsere Navigationshilfen verlassen (wie verlassen würden wir dastehen, wenn das Netz einmal versagt?). Man kann sich auch sehr wundern darüber, dass Menschen auf Partys gehen, letztlich nur, um sich gegenseitig abzufotografieren oder abzufilmen und dann wieder nach Hause zu gehen. Manches geht verloren, vieles bleibt fragwürdig, bestimmte Entwicklungen werden wir vermutlich nie verstehen.

Doch geht es uns an dieser Stelle um etwas anderes. Es geht darum, dass unser Gedächtnis dank der Mithilfe unserer neuen technischen Assistenten nun vor einer Situation steht, die so bislang nicht vorstellbar war. Unser Gedächtnis wird entlastet und bekommt einen Freiraum, den es noch nie zuvor innehatte. Die klassischen Aufgaben der Aufbewahrung werden ausgelagert und von externen Speichersystemen übernommen. Andere Felder der Bewährung stehen jetzt offen. Aber welche Felder sind das?

Wir haben in diesem Buch dafür geworben, das Gedächtnis in einem umfassenderen Zusammenhang zu verstehen, und das hieß im Besonderen, es nicht nur als Datenspeicher, sondern als einen Lebensplaner anzusehen. Im Licht der neueren technischen Entwicklungen zahlt sich das jetzt aus, da nun der lebenspraktische Zug unseres Gedächtnisses deutlicher zum Tragen kommen kann. Gehen wir noch einmal zu den Beispielen, dann würde das bedeuten: In Sachen Navigation ist es nicht mehr so wichtig, dass wir uns daran erinnern, wie wir von A nach B kommen, wichtig ist vielmehr, was wir tun werden, wenn wir am Ort B angekommen sind. Die Wegplanung macht Platz für das Handeln, das danach kommt.

Ebenso sind wir durch die neuen Zugänge zum Wissen, die wir durch Enzyklopädien und ihre Vernetzungen vorfinden, in einer neuen Lage. Es geht nicht mehr nur darum, Wissen zusammenzutragen, sondern vielmehr darum, bereits vorliegendes Wissen zu interpretieren. Anstatt das Gedächtnis als einen Ort der Faktensammlung in Anspruch zu nehmen, gebrauchen wir es dann als einen Agenten der Deutung. Es gilt, mit den Fakten jetzt zuallererst etwas anzufangen. Und schließlich ist selbst die neue Selfie-Kultur in dem Zusammenhang nicht ganz umsonst – dann nämlich, wenn das Dokumentieren von Begegnungen uns entlastet bei Rückfragen, wer denn bei jener Gelegenheit tatsächlich anwesend war und was sich damals alles zugetragen haben mag. Wir greifen also nicht mehr auf unser Gedächtnis zurück, um zu rekonstruieren, was in der Vergangenheit war, sondern um davon ausgehend weiterzufragen, was bei der nächsten Begegnung alles in Angriff genommen werden kann.

Dass bei all diesen Fragen der Planung, Deutung und Überarbeitung das Gedächtnis noch im Spiel ist, haben wir auf vielfache Weise gesehen. Entwirft es doch – sozusagen in jeder freien Minute, vom Tagtraum bis zum Nachttraum – bereits Szenarien dahingehend, wie unsere gegenwärtigen Unternehmungen künftig weitergeführt werden können. Unser Gedächtnis ist so gesehen eben auch ein Zukunftslabor, das aus den Bestandteilen erlebter Vergangenheit brauchbare Vorhersagen für eine mögliche Zukunft hervorbringt. Wollte man am Ende mit einem Wort sagen, welche Kernaufgabe unseres Gedächtnisses damit zum Vorschein kommt, dann kann man zusammenfassen: Es geht darum, unsere großen und kleinen Zukunftsaussichten im Sinn einer Autobiographie herauszuarbeiten und zusammenzunehmen. Aus einem Material, das bereits vorliegt, gilt es eine Gesamtdeutung zu erstellen, die es uns zuallererst möglich macht, uns weiter zu verwirklichen. Und unser Gedächtnis hat seine Aufgabe dann gut gemacht, wenn es uns am Ende unserer Tage noch einmal gelingt, uns selbst in dem Leben, das dann hinter uns liegt, wiederzuerkennen. Wenn wir sagen können, das waren wir, die so oder so durchs Leben gegangen sind, wie verwickelt und verworren die Linien auch gewesen sein mögen, denen wir im Einzelnen dabei gefolgt sind.

Und so schließen wir mit der Aussicht, dass es in einer interaktiven Gegenwartskultur vermutlich leichter ist als je zuvor, in unserem Gedächtnis einen Lebensbegleiter zu sehen – einen solchen, der uns mit kreativen Deutungen verwickelter Ausgangslagen immer wieder weiterhelfen kann. Und wir verstehen, wenn das gelingt, wie ein geniales Gedächtnis in der Lage ist, aus der Vergangenheit schließlich unsere Zukunft zu machen.

Anmerkungen

Einleitung

1. W.B. Scoville, B. Milner, »Loss of recent memory after bilateral hippocampal lesions«, in: J. Neurol. Neurosurg. Psychiatry 20 (1957), S. 11–21.
2. I. Kant, Kritik der Urteilskraft, § 46, B 182/A 180.
3. A. Augustinus, Bekenntnisse (Confessiones) XI, 14, im Original: »Quid est ergo tempus? Si nemo a me quaerat, scio; si quaerenti explicare velim, nescio«.
4. Aristoteles, »Über Gedächtnis und Erinnerung« (»De memoria et reminiscentia«), in: Kleine naturwissenschaftliche Schriften (Parva naturalia), 450 b 1–11.

Kapitel 1

1. Die Formulierung geht auf ein Zitat zurück aus D.O. Hebb, The Organization of Behaviour. A neuropsychological theory, Mahwah/N.J. 1949/2002, S. 62: »When an axon of cell A is near enough to excite B and repeatedly or persistently takes part in firing it, some growth process or metabolic change takes place in one or both cells such that A's efficiency, as one of the cells firing B, is increased.« Es wurde später von der Hirnforscherin Carla Jo Shatz verkürzt und zugespitzt zu der Formel: »Cells that fire together wire together«, C. Shatz, »The Developing Brain«, in: Scientific American 267 (1992), S. 60–67, Zitat S. 64.
2. T.V. Bliss/T.Lomo, »Long-lasting potentiation of synaptic transmission in the dentate area of the anaesthetized rabbit following stimulation of the perforant path«, in: J. Neurol. Neurosurg. Psychiatry, 20 (1957), S. 11–21.
3. J. Lisman/R. Yasuda/S. Raghavachari, »Mechanisms of CaMKII action in long-term potentiation«, in: Nat. Rev. Neurosci. 13 (2012), S. 169–82.

4. A.J. Granger/R.A. Nicoll, »Expression mechanisms underlying long-term potentiation: a postsynaptic view, 10 years on«, in: Philos. Trans. R. Soc. Lond B. Biol. Sci. (2013) 369 (1633).
5. D.M. Kullmann, »The Mother of All Battles 20 years on: is LTP expressed pre- or postsynaptically?« J. Physiol. 590 (2012), S. 2213–2216.
6. D.B. Chklovskii/B.W. Mel/K. Svoboda, »Cortical rewiring and information storage«, Nature 14 431 (2004), S. 782–788.
7. Es gilt in der Zwischenzeit als gesichert, dass neu Gelerntes über kurz oder lang in andere Hirnregionen transferiert und dort im Langzeitgedächtnis abgelegt wird. Wie lange die Inhalte im Hippocampus zwischengelagert werden, darüber ist man sich nicht ganz sicher. Vgl. P. Alvarez/L.R. Squire, »Memory consolidation and the medial temporal lobe: a simple network model«, in: Proc. Natl. Acad. Sci. USA 91 (1994), S. 7041–7045.
8. Der Leser wundere sich bitte nicht über den Plural »Schemate«. Wir nehmen damit einen Sprachgebrauch aus der Erkenntnistheorie Immanuel Kants auf. Schemate sind Verzeitlichungen von Begriffen.
9. C.M. Alberini, »Mechanisms of memory stabilization: are consolidation and reconsolidation similar or distinct processes?«, in: Trends Neurosci. 28 (1) (2005), S. 51–56.; vgl. weiter: H.P. Davis/L.R. Squire, »Protein synthesis and memory: a review«, in: Psychol. Bull. 96 (1984), S. 518–59.
10. K. Nader/G.E. Schafe/J.E. LeDoux, »Fear memories require protein synthesis in the amygdala for reconsolidation after retrieval«, in: Nature 406 (6797) (2000), S. 722–726.
11. Vgl. für unseren Zusammenhang: T. Amano/C.T. Unal/D. Paré, »Synaptic correlates of fear extinction in the amygdala«, in: Nature Neuroscience 13 (2010), S. 489–494.
12. Vgl. N.C. Tronson/J.R. Taylor, »Molecular mechanisms of memory reconsolidation«, in: Nat. Rev. Neurosci. 8 (4) (2007), S. 262–275; sowie dies., »Addiction: a drug induced disorder of memory reconsolidation«, in: Current Opinion in Neurobiology 23 (4) (2013), S. 573–580.
13. A. Reiner/E.Y. Isacoff, »The Brain Prize 2013: the optogenetics revolution«, in: Trends Neurosci. 36 (2013), S. 557–560.
14. Man nutzt verschiedene Lichtfrequenzen, um zum Beispiel unterschiedliche Zellpopulationen zu aktivieren, vgl. N.C. Klapoetke/Y. Murata/S.S. Kim/St.R. Pulver/A. Birdsey-Benson/Y.K. Cho/T.K.

Morimoto/A.S. Chuong/E.J. Carpenter/Z. Tian/J. Wang/Y. Xie/Z. Yan/Y. Zhang/B.Y. Chow/B. Surek/M. Melkonian/V. Jayaraman/M. Constantine-Paton/G. Ka-Shu Wong/E.S. Boyden, »Independent optical excitation of distinct neural populations«, in: Nature Methods 11 (3) (2014), S. 338–346.
15. J.Y. Lin/P.M. Knutsen/A. Muller/D. Kleinfeld/R.Y. Tsien, »ReaChR: a red-shifted variant of channelrhodopsin enables deep transcranial optogenetic excitation«, in: Nature Neuroscience 16 (10) (2013), S. 499–1510.
16. M. Folcher/S. Oesterle/K. Zwicky/T. Thekkottil/J. Heymoz/M. Hohmann/M. Christen/M. Daoud El-Baba/P. Buchmann/M. Fussenegger, »Mind-controlled transgene expression by a wireless-powered optogenetic designer cell implant«, in: Nature Communications (2014), S. 1–11.
17. X. Liu/S. Ramirez/P. T. Pang/C. B. Puryear/A. Govindarajan/K. Deisseroth/S. Tonegawa, »Optogenetic stimulation of a hippocampal engram activates fear memory recall«, in: Nature 484 (2012), S. 381–385.
18. A.R. Garner/D.C. Rowland/S.Y. Hwang/K. Baumgaertel/B.L. Roth/C Kentros/M. Mayford, »Generation of a synthetic memory trace«, in: Science 335 (6075) (2012), S. 1513–1516.
19. C.M. Gray/W. Singer, »Stimulus-specific neuronal oscillations in orientation columns of cat visual cortex«, in: Proc. Natl. Acad. Sci. U S A 86 (1989), S. 1698–1702.
20. P. Fries/D. Nikolić/W. Singer, »The gamma cycle«, in: Trends Neurosci. 30 (2007), S. 309–316.
21. J.E. Lisman/G. Buzsáki, »A neural coding scheme formed by the combined function of gamma and theta oscillations«, in: Schizophr. Bull. 34 (2008), S. 974–980.
22. J.E. Lisman/M.A. Idiart, »Storage of 7 +/- 2 short-term memories in oscillatory subcycles«, in: Science 267 (1995), S. 1512–1515.
23. G.A. Miller, »The Magical Number Seven, Plus or Minus Two: Some limits on Our Capacity for processing Information«, in: The Psychological Review 63 (1956), S. 81–97.
24. M. Bartos/I. Vida/P. Jonas, »Synaptic mechanisms of synchronized gamma oscillations in inhibitory interneuron networks«, Nat. Rev. Neurosci. 8 (1) (2007), S. 45–56. R.D. Traub/I. Pais/A. Bibbig/Fiona/E.N. LeBeau/E.H. Buhl/Sh.G. Hormuzdi/H. Monyer/M.A. Whittington, »Contrasting roles of axonal (pyramidal cell) and dendritic (interneuron) electrical coupling in the generation of

neuronal network oscillations«, in: Proceedings of the National Academy of Sciences of the United States of America, 100 (3) (2003), S. 1370–1374. Vgl. J. Cardin/M. Carlén/K. Meletis/U. Knoblich/F. Zhang/K. Deisseroth/L.-H. Tsai/Ch.I. Moore, »Driving fast-spiking cells induces gamma rhythm and controls sensory responses«, in: Nature 459 (2009), S. 663–668.

25. Vgl. S.G. Hormuzdi/I. Pais/F.E. LeBeau/S.K. Towers/A. Rozov/E.H. Buhl/M.H. Whittington/H. Monyer, »Impaired electrical signaling disrupts gamma frequency oscillations in connexin 36-deficient mice«, in: Neuron 9 (2001); S. 487–495.

26. S. Melzer/M. Michael/A. Caputi/M. Eliava/E.C. Fuchs/M.A. Whittington/H. Monyer, »Long-range-projecting GABAergic neurons modulate inhibition in hippocampus and entorhinal cortex«, in: Science 335 (2012), S. 1506–1510.

27. An dieser Stelle müssen die Vorarbeiten des 2003 verstorbenen Eberhard Buhl erwähnt und als wegweisend gewürdigt werden. Buhl hatte die richtige Idee, jedoch nicht die technischen Verfahren gefunden, um der Idee einer weitreichenden Taktgebung im Gehirn zum Durchbruch zu verhelfen.

Kapitel 2

1. Die Phase eines Übergangs vom Wachzustand in den Schlaf nennt man *Hypnagie*, was sich aus altgriechisch *hypnos*, der Schlaf, und *agein*, handeln, führen, zusammensetzt. Es geht also um das, was einen in den Schlaf hineinführt oder versetzt. Die schöne Literatur ist voll von Bildern und Visionen, die in dem Zusammenhang geschildert werden, vor allem die romantische Literatur. Edgar Allan Poe etwa sah in derartigen Zuständen eine Quelle der Inspiration. Die wissenschaftliche Forschung hat seit dem 19. Jahrhundert versucht, sich dem Phänomen experimentell zu nähern. Neuere Studien legen nahe, dass vor allem der erwähnte Aspekt eines Fehlens von Narrativen (also Erzählinhalten – es passiert darin nichts) und von Selbstbeteiligung hervorsticht. Vgl. D. Vaitl/N. Birbaumer/J. Gruzelier/G. A. Jamieson/B. Kotchoubey/A. Kübler/D. Lehmann/W. H. Miltner/U. Ott/P. Pütz/G. Sammer/I. Strauch/U. Strehl/J. Wackermann/T. Weiss, »Psychobiology of altered states of consciousness«, in: Psychological Bulletin 131, 1 (2005), S. 98–127.

2. Vgl. P. McNamara/D. McLaren/K. Durso, »Representations of the Self in REM and NREM Dreams«, in: Dreaming 17, 2 (2007), S. 113–126.

3. Die Pioniere dieser Forschungen waren in den frühen 1960er Jahren William Dement und später David Foulkes. Vgl. D. Foulkes, A Grammar of Dreams, Hassocks/Sussex 1978. Zu dem Fragenkomplex insgesamt vgl. M. Solms, »The neuropsychology of dreams. A clinico-anatomical study«, Mahwah 1997.
4. Vgl. H. Suzuki/M. Uchiyama/H. Tagaya/A. Ozaki/K. Kuriyama/S. Aritake/K. Shibui/X. Tau/Y. Kamei/R. Kuga, »Dreaming during nonrapid eye movement sleep in the absence of prior rapid eye movement sleep«, in: SLEEP 27, 8 (2004), S. 1486–1490.
5. Vgl. R. Manni, »Rapid Eye Movement Sleep, Non-rapid Eye Movement Sleep, Dreams, and Hallucinations«, in: Curr. Psychiatry Rep. 7 (3) (2005), S. 196–200; vgl. ebenfalls P. McNamara P. Johson/D.McLaren/E. Harris/C. Beauharnais/S. Auerbach, »REM and NREM Sleep Mentation«, in: International Review of Neurobiology 92 (2010), S. 69–86.
6. Das beginnt bereits im Jahre 1924. Der Jenaer Neurologe Hans Bergner war der Erste, der Hirnströme maß und dabei eine »regelmäßige Kurve« ausmachen konnte, wie er in der Zeitschrift Kosmos vom August 1930, Heft 8, S. 291, sagt.
7. Ein Zusammenhang von schnellen Augenbewegungen (REM) und Traumaktivität wurde 1953 von dem Studenten Eugene Aserinsky und seinem Lehrer Nathaniel Kleitman in Chicago entdeckt.
8. J. O'Keefe/J. Dostrovsky, »The hippocampus as a spatial map. Preliminary evidence from unit activity in the freely-moving rat«, in: Brain Res. 34 (1971), S. 171–175.
9. C. Pavlides/J. Winson, »Influences of hippocampal place cell firing in the awake state on the activity of these cells during subsequent sleep episodes«, in: J. Neurosci. 9 (1989), S. 2907–2918; vgl. auch M.A. Wilson/B.L. McNaughton, »Reactivation of hippocampal ensemble memories during sleep«, Science 265 (1994), S. 676–679; vgl. weiter W.E. Skaggs/B.L. McNaughton, »Replay of neuronal firing sequences in rat hippocampus during sleep following spatial experience«, in: Science 271 (1996), S. 1870–1873; vgl. zuletzt H.S. Kudrimoti/C.A. Barnes/B.L. McNaughton, »Reactivation of hippocampal cell assemblies: effects of behavioral state, experience, and EEG dynamics«, in: J. Neurosci. 19 (1999), S. 4090–4101.
10. Th. J. Davidosn/F. Kloosterman/M.A. Wilson, »Hippocampal Replay of Extended Experience«, in: Neuron (63) (2009), S. 497–507.
11. G. Girardeau/K. Benchenane/S.I. Wiener/G. Buzsáki/M.B. Zug-

aro, »Selective suppression of hippocampal ripples impairs spatial memory«, in: Nat. Neurosci. 12 (2009), S. 1222–1223; vgl. auch V. Ego-Stengel/M.A. Wilson, »Disruption of ripple-associated hippocampal activity during rest impairs spatial learning in the rat Hippocampus«, in: Hippocampus 20 (2010), S. 1–10.

12. J. O'Neill/B. Pleydell-Bouverie/D. Dupret/J. Csicsvari, »Play it again: reactivation of waking experience and memory«, in: Trends Neurosci. 33 (5) (2010), S. 220–229.

13. M.P Karlsson/L.M. Frank, »Awake replay of remote experiences in the hippocampus«, in: Nat. Neurosci. 12 (7) (2009), S. 913–8.

14. A.C. Singer/L.M. Frank, »Rewarded outcomes enhance reactivation of experience in the hippocampus«, in: Neuron 64 (2009), S. 910–921.

15. Vgl. K. Diba/G. Buzsáki, »Forward and reverse hippocampal place-cell sequences during ripples«, in: Nature Neuroscience 10 (2007), S. 1241–1242. Vgl. Auch: D.J. Foster/M.A. Wilson, »Reverse replay of behavioural sequences in hippocampal place cells during the awake state«, in: Nature 30 (2006), S. 680–683.

16. R.L. Buckner, »The role of the hippocampus in prediction and imagination«, in: Annu. Rev. Psychol. 61 (2010), S. 27–48: vgl. auch A.S. Gupta/M.A. van der Meer/D.S. Touretzky/A.D. Redish, »Hippocampal replay is not a simple function of experience«, in: Neuron 65 (5) (2010), S. 695–705; vgl. zuletzt B.E. Pfeiffer/D.J. Foster, »Hippocampal place-cell sequences depict future paths to remembered goals«, in: Nature 497 (7447) (2013), S. 74–79.

17. Vgl. E. Husserl, Vorlesungen zur Phänomenologie des inneren Zeitbewusstseins, Tübingen 1980, §§12 und 24.

18. So neu und erstaunlich die Forschungen um das Phänomen einer Konsolidierung unseres Gedächtnisses erscheinen, der Anfang in der Erforschung wurde bereits im Jahr 1900 gemacht. G.E. Müller und A. Pilzecker prägten den Terminus in ihrem Aufsatz: »Experimentelle Beiträge zur Lehre von Gedächtnis«, in: Zeitschrift für Psychologie I, S. 1–300. Zur Frage, wie die Konsolidierung des Gedächtnisses im Tiefschlaf zu denken ist, und vor allem, welchen Beitrag man zur Planung unserer künftigen Vorhaben damit in Verbindung bringen kann, vgl. aktuell: J. Born/I. Wilhelm, »System consolidation of memory during sleep«, in: Psychol. Res. 76 (2) (2012), S. 192–203.

19. S. Llewellyn/J.A. Hobson, »Not only ... but also: REM sleep creates and NREM Stage 2 instantiates landmark junctions in cortical

memory networks«, in: Neurobiology of Learning and Memory 122 (2015), S.69–87.

20. Und so kann man am Ende langer Überlegungen immer noch einmal einen Zweifel formulieren, ob nicht unsere Erinnerung an einen Traum unmittelbar nach dem Aufwachen einzig dem Moment geschuldet ist, in dem wir aufwachen. Also alles Traumgeschehen nur auf eine nachträglich erfolgte Einbildung zurückgeht. Vgl. Petra Gehring, Traum und Wirklichkeit: Zur Geschichte einer Unterscheidung, Frankfurt am Main/New York 2008.

21. Eine Zusammenfassung der Forschungen der vergangenen 30 Jahre um das Default Network bieten R.L. Buckner/J.R. Andrews-Hanna/D.L. Schacter, »The Brain's Default Network«, in: Annals of the New York Academy of Sciences 1124, (2008), S. 1–38. Die Parallele von Traumerleben und Tagträumen betonen K.C.R. Fox/S. Nijeboer/E. Solomonova/G.W. Domhoff/K. Christoff, »Dreaming as mind wandering: evidence from functional neuroimaging and first-person content reports«, in: Frontiers in Human Neuroscience, (7) 412, (2013), S. 1–18.

22. A. Horn/D. Ostwald/M. Reisert/F. Blankenburg, »The structural-functional connectome and the default mode network of the human brain«, in: NeuroImage 15 (2014), S. 142–151.

23. A.E. Cavanna, »The precuneus and consciousness«, in: CNS Spectrums 12 (7) (2007), S. 545–552.

24. P. Maquet/P. Ruby/A. Maudoux/G. Albouy/V. Sterpenich/T. Dang-Vu/M. Desseilles/M. Boly/F. Perrin/P. Peigneux/S. Laureys, »Human cognition during REM sleep and the activity profile within frontal and parietal cortices: a reappraisal of functional neuroimaging data«, in: Progress in Brain Research, 150 (2005), S. 219–227, bes. S. 225.

25. J. Panksepp, Affective Neuroscience: The Foundations of Human and Animal Emotions, New York 1998.

26. J.A. Hobson/R.W. McCarley, »The brain as a dream state generator: An activation-synthesis hypothesis of the dream process«, in: America Journal of Psychiatry, 134 (12) (1977), S. 1335–1348. Vgl. auch J.A. Hobson, The dreaming brain, New York 1988 und ders., Sleep, San Francisco 1989.

27. Vgl. S.R. Palombo, Dreaming and memory: A new information processing model, New York 1978, und ders., »Can a computer dream?«, in: Journal of the American Academy of Psychoanalysis, 13 (1985), S. 453–466.

28. F. Crick/G. Mitchison, »The function of dream sleep«, in: Nature 304 (1983), S. 111–114.
29. Vgl. dies., »REM sleep and neural jets«, in: Journal of Mind and Behaviour 7 (1986), S. 229–249.

Kapitel 3

1. U. Voss/A. Hobson, »What is the State-of-the-Art on Lucid Dreaming? Recent Advances and Questions for Future Research«, in: Th. Metzinger/J. M. Windt (Hg.), Open MIND, (38) (2015), Frankfurt am Main, S. 1–20, Zitat S. 17. Weitere grundlegende Literatur findet sich bei St. LaBerge, Lucid Dreaming, Los Angeles 1985; P. Tholey, Empirische Untersuchungen über Klarträume, in: Gestalt Theory 3 (1981), S. 21–62; B. Holzinger, »Lucid dreaming – dreams of clarity«, in: Contemporary Hypnosis 26 (4) (2009), S. 216–224.
2. U. Voss/C. Frenzel/J. Koppehele-Gossel/A. Hobson, »Lucid dreaming: an age-dependent brain dissociation«, in: J Sleep Res. 21 (2012), S. 634–642.
3. Anders als im Klartraum vereinbart, findet hierbei jedoch die Augenbewegung in der Richtung von oben nach unten statt.
4. U. Voss/R. Holzmann/A. Hobson/W. Paulus/J. Koppehele-Gossel/A. Klimke/M.A. Nitsche, »Induction of self awareness in dreams through frontal low current stimulation of gamma activity«, in: Nat. Neurosci. 17 (2014), S. 810–812.
5. Vgl. Bericht in der *FAZ* vom 13.12.2010: »Trainingswissenschaft – Stabhochsprung im Schlaf«, zugänglich im Internet: http://www.faz.net/aktuell/sport/mehr-sport/trainingswissenschaft-stabhochsprung-im-schlaf-11085668/daniel-erlacher-hat-sich-der-11087806.html, abgerufen am 19.04.2015; vgl. auch M. Schredl/D. Erlacher, »Lucid dreaming frequency and personality«, in: Personality and Individual Differences (37) (2004), S. 1463–1473.
6. Vgl. Voss/Hobson, a.a.O., S. 16.
7. F. Nietzsche, Vom Nutzen und Nachtheil der Historie für das Leben, in: ders., Kritische Studienausgabe, hg. G. Molli/M. Mollinari, München 1980, Bd. 1, S. 249.
8. H. Plessner, Die Stufen des Organischen und der Mensch. Einleitung in die philosophische Anthropologie, Berlin 1975, S. 364 ff.
9. M. Heidegger, Sein und Zeit, Tübingen 1984 (im Original 1927), S. 267.

10. Vgl. V. Sommer, Lob der Lüge. Täuschung und Selbstbetrug bei Tier und Mensch. München 1992.
11. Vgl. K. McGregor Hall, »Chimpanzee (Pan troglodytes) gaze following in the informed forager paradigm: analysis with cross correlations«, in: Psychology & Neuroscience Thesis, St. Andrews 2012; vgl. weiter: R.W. Byrne, »Deception: Competition by Misleading Behavior«, in: M.D. Breed/J. Moore (eds.), Encyclopedia of Animal Behavior, volume I, Oxford (2010), S. 461–465, hier S. 463 ff. und zuletzt: J. Call/M. Tomasello, »Does the chimpanzee have a theory of mind? 30 years later«, in: Trends in Cognitive Sciences 12 (5) (2008) S. 187–192.
12. Vgl. noch einmal den Bericht in der FAZ vom 13.12.2010.

Kapitel 4

1. D.L. Schacter/K.A. Norman/W. Koutstaal, »The cognitive neuroscience of constructive memory«, in: Annu. Rev. Psychol. 49 (1998), S. 289–318.
2. B. Zhu et al., »Individual differences in false memory from misinformation: Cognitive factors«, in: Memory 18 (5) (2010), S. 543–555.
3. B. Melo/Gordon Winocur/M. Moscovitch, »False recall and false recognition: An examination of the effects of selective and combined lesions to the medial temporal lobe/diencephalon and frontal lobe structures«, in: Cognitive Neuropsychology 16 (3–5) (1999), S. 343–359.
4. Vgl. I.M. Cordón/M.E. Pipe/L. Sayfan/A. Melinder/G.S. Goodman, »Memory for traumatic experiences in early childhood«, in: Developmental Review 24 (1) (2004), S. 101–132.
5. E. Tulving, »Episodic Memory: From Mind to Brain«, in: Annual Review of Psychology (53) (2002), S. 1–25, hier S. 4. An der zitierten Stelle auch Verweise auf weiterführende Literatur.
6. E. Loftus, »Planting misinformation in the human mind: A 30-year investigation of the malleability of memory«, in: Learning & Memory, 12 (4) (2005), S. 361–366.
7. J.S. Simons/H.J. Spiers, »Prefrontal and medial temporal lobe interactions in long-term memory«, in: Nature Reviews Neuroscience 4 (2003), S. 637–648.
8. Vgl. K.A. Braun/Rh. Ellis/E.L. Loftus, »Make My Memory: How Advertising Can Change Our Memories of the Past«, in: Psychology & Marketing 19 (1) (2002), S. 1- 23.
9. P.L. St Jacques/D.L. Schacter, »Selectively enhancing and updating

personal memories for a museum tour by reactivating them«, in: Psychol. Sci. 24 (4) (2013), S. 537–543.
10. R.L. Buckner/D.C. Carroll, »Self-projection and the brain. Trends«, in: Cognitive Science (11) (2007), S. 49–57; D. Hassabis/E.A. Maguire, »The construction system of the brain«, in: Philos. Trans. R. Soc. B. Biol. Sci. (364) (2009), S. 1263–1271.
11. Vgl. J. Okuda/T. Fujii/H. Ontake/T. Tsukiura/K. Tanji/K. Suzuki/R. Kawashima/H. Fukuda/M. Itoh/A. Yamadori, »Thinking of the future and past : the roles of the frontal pole and the medial temporal lobes«, in: Neuroimage (19) (2003), S. 1369–1380.
12. D.R. Addis/D.L. Schacter, »Constructive episodic simulation: temporal distance and detail of past and future events modulate hippocampal engagement«, in: Hippocampus (18) (2008), S. 227–237.
13. D.R. Addis/L. Pan/M.A. Vu/N. Laiser/D.L. Schacter, »Constructive episodic simulation of the future and the past: distinct subsystems of a core brain network mediate imaging and remembering«, in: Neuropsychologia (47) (2009), S. 2222–2238.
14. Y. Okada/C. Stark, »Neural Processing Associated with True and False Memory Retrieval«, in: Cognitive, Affective, and Behavioral Neuroscience 3 (4) (2003), S. 323–334.
15. N.A. Dennis/C.R. Bowman/S.N. Vandekar, »True and phantom recollection: an fMRI investigation of similar and distinct neural correlates and connectivity«, in: Neuroimage 59 (3) (2012), S. 2982–2993.

Kapitel 5
1. M. Proust, À la recherche du temps perdu, hg. von J.-Y. Tadié, Paris 1987, Gallimard, Bibliothèque de la Pléiade, Bd. 1, S. 49 ff.
2. D.A. Wilson/R.J. Stevenson, »The fundamental role of memory in olfactory perception«, in: Trends in Neurosciences, 26 (5) (2003), S. 243–247.
3. J. Willander/M. Larsson, »Smell your way back to childhood: Autobiographical odor memory«, in: Psychonomic Bulletin & Review 13 (2) (2006), S. 240–244.
4. Y. Yeshurun/H. Lapid/Y. Dudai/N. Sobel, »The Privileged Brain Representations of First Olfactory Associations«, in: Current Biology 19 (2009), S. 1869–1874.
5. L. Cahill/J.L. McGaugh, »Mechanisms of emotional arousal and lasting declarartive memory«, in: TINS 21 (1998), S. 294–299.

6. H. Eichenbaum/T.H. Morton/H. Potter/S. Corkin, »Selective olfactory deficits in case H.M.«, in: Brain 106 (1983), S. 459–472.
7. Vgl. dazu besonders: R.S. Herz/J. Eliassen/S. Beland/T. Souza, »Neuroimaging evidence for the emotional potency of odor-evoked memory«, in: Neuropsychologia (42) (2004), S. 371–378.
8. Vgl. R.S. Herz/T. Engen, »Odor memory: Review and analysis«, in: Psychonomic Bulletin & Review (3) (1996), S. 300–313.
9. G.M. Zucco, »Anomalies in cognition: olfactory memory«, in: Europ. Psychol. 8 (2007), S. 77–86.
10. J.A. Mennella/C.P. Jagnow/G.K. Beauchamp, »Prenatal and postnatal flavor learning in human infants«, in: Pediatrics 107 (2001), S. 1–6. Vgl. ebenso R. Haller, »The influence of early experience with vanillin on food preference later in life«, in: Chem. Senses 24 (1999), S. 465–467.
11. Vgl. H. Lawless/T. Engen, »Associations to olders: interference, mnemonics and verbal labeling«, in: J. Experimental. Psychol. Hum. Learn. and Mem. 3 (1977), S. 52–59.
12. W. Benjamin, Kleine Geschichte der Photographie (1931), in: ders., Gesammelte Schriften, Bd. II, Frankfurt am Main 1977, S. 378.
13. S. Maren, »Neurobiology of Pavlovian Fear Conditioning«, in: Annu. Rev. Neurosc. 24 (2001), S. 897–931.
14. C.M. McDermott/G.J. LaHoste/C. Chen/A. Musto/ N.G. Bazan/ J.C.Magee, »Sleep deprivation causes behavioral, synaptic and membrane excitability alterations, operations in hippocampal neurons«, in: J. Neurosc. 23 (2003), S. 9687–9695.
15. J.E. Dunsmoor/V.P. Murty/L. Davachi/E.A. Phelps, »Emotional learning selectively and retroactively strengthens memories for related events«, in: Nature (21) (2015), S. 1–13.
16. K. Nader/G.E. Schafe/J.E. LeDoux, »Fear memory requires protein synthesis in the Amygdala for reconsolidation after retrieval«, in: Nature 406 (2000), S. 722–726.
17. Vgl. D. Schiller/M.-H. Monfils/C.M. Raio/D.C. Johnson/J.E. LeDoux/E.A. Phelps, »Preventing the return of fear in humans using reconsolidattion update mechanism«, in: Nature (463) (2010), S. 49–53, hier S. 50.
18. Y.-X. Xue/Y.-X. Luo/P. Wu/H.-S. Shi/Li-Fen Xue/C. Chen/W.L. Zhu/Z.-B. Ding/Y.P. Bao/J. Shi/D.H. Epstein/Y. Shaham/L. Lu, »A Memory Retrieval-Extinction Procedure to Prevent Drug Craving and Relapse«, in: Science 336 (2012), S. 241–245.

Kapitel 6

1. M. Korte, Jung im Kopf. Erstaunliche Einsichten der Gehirnforschung in das Älterwerden, München 2013, 3. Auflage, S. 42.
2. E. Goldberg, The New Executive Brain: Frontal Lobes in a Complex World, Oxford 2009, Kapitel 6.
3. Bezüglich der unterschiedlichen Alterung vgl. E. Goldberg/D. Roediger/N.E Kucukboyaci/C. Carlson/O. Devinsky/R. Kuzniecky/E. Halgren/T. Thesen, »Hemispheric asymmetries of cortical volume in the human brain«, in: Cortex 49 (1), (2013), S. 200–210, sowie: F. Dolcos/H.J. Rice/R. Cabeza, »Hemispheric asymmetry and aging: right hemisphere decline or asymmetric reduction«, in: Neuroscience & Biobehavioral Reviews 26 (7) (2002), S. 819–825; vgl. weiter: G. Goldstein/C. Shelly, »Does the right hemisphere age more rapidly than the left?«, in: Journal of Clinical Neuropsychology 3 (1) (1981), S. 65–78.
4. Vgl. E. Goldberg/O. Sacks/A. Viala, Die Regie im Gehirn: Wo wir Pläne schmieden und Entscheidungen treffen, Kirchzarten bei Freiburg 2002.
5. Die Debatte um anatomische und funktionale Unterschiede in der Unterscheidung der Hirnhälften wird zum Teil kontrovers geführt. Vgl. hinsichtlich der Anatomie zuletzt: J.A. Nielsen/B.A. Zielinski/M.A. Ferguson/J.E. Lainhart/J.S. Anderson, »An Evaluation of the Left-Brain vs. Right-Brain Hypothesis with Resting State Functional Connectivity Magnetic Resonance Imaging«, in: PLOS ONE 8 (8) (2013); mit Blick auf funktionale Unterschiede: E. Nikolaeva/V. Leutin, Functional brain asymmetry: myth and reality: Psychophysiological analysis of the contradictory hypotheses in functional brain asymmetry, Saarbrücken 2011.
6. S. Ballesteros/G.N. Bischof/J.O. Goh/D.C. Park, »Neurocorrelates of conceptual object priming in young and older adults: An event-related functional magnetic resonance imaging study«, in: Neurobiol. Aging 34, (2013) S. 1254–1264.
7. A. Osorio/S. Ballesteros/F. Fay/V. Pouthas, »The effect of age on word-stem cued recall: a behavioral and electrophysiological study«, in: Brain Research 1289 (2009), S. 56–68. Vgl. auch: M. Sebastian/J.M. Reales/S. Ballesteros, »Aging effect event-related potentials and brain oscillations: A behavioral and electrophysiological study using haptic recognition memory task«, in Neuropsychologia 49 (2011), S. 3967–3980.

8. Vgl. D. Draaisma, Die Heimwehfabrik. Wie das Gedächtnis im Alter funktioniert, Berlin 2009.
9. H. Hesse, Gedichte, Gesammelte Werke Bd. 1, Frankfurt am Main 1987, S. 119.
10. F. Nottebohm, »Neuronal replacement in the adult brain«, in: Brain Research Bulletin 57 (2002), S. 737–749. Der Arbeit von Nottebohm gingen Studien von Joseph Altman voran, die bereits 1962 von einer Neurogenese bei Nagern ausgingen. Seinerzeit wurden diese Studien aber noch kontrovers diskutiert.
11. P.S. Erikson/K. Perfilieva/T. Björk-Eriksson/A.-M. Alborn/C. Nordborg/D.A. Peterson/F.H. Gag, »Neurogenesis in the adult human hippocampus«, in: Nat. Med. 4 (1998), S. 1313–1317.
12. H. Van Paarg/G. Kempermann/F.H. Gage, »Running increases cell proliferation and neurogenesis in the adult mouse dentate gyrus«, in: Nat. Neurosci. 2 (1999), S. 266–270.
13. T. Ngandu/J. Lehtisalo/A. Solomon/E. Levälahti/S. Ahtiluoto/R. Antikainen/L. Bäckmann/T. Hänninen/A. Jula/T. Laatikainen/J. Lindström/F. Mangialasche/T. Paajanen/S. Pajala/M. Peltonen/R. Rauramaa/A. Stigsdotter-Neely/T. Strandberg/J. Tuomilehto/H. Soininen/H. Kivipelto, »A 2 year multidomain intervention of diet, exercise, cognitive training, and vascular risk monitoring versus control to prevent cognitive decline in at-risk elderly people (FINGER): a randomised controlled trial«, in: The Lancet 385, No. 9984 (2015) S. 2255–2263.
14. M.P. Mattson, »Lifelong brain health is a lifelong challenge: From evolutionary principles to empirical evidence«, in: Aging Research Reviews, 20 (2015), S. 37–45.
15. M.W. Voss/C. Vivar/A.F. Kramer/H. van Praag, »Bridging animal and human models of excercise-use brain plasticity«, Trends Cogn. Sci. 17 (2013), S. 525–544.
16. J. Lee/W. Duan/M.P. Mattson, »Evidence that brain derived-neurotrophic factor is required for basal neurogenesis and mediate, in part, the enhancement of neurogenesis by dietry restriction in the hippocampus of adult mice«, in: J. Neurochem. 82 (2002), S. 1367–1375.
17. Es sei wenigstens in der Fußnote erwähnt, dass regelmäßige Bewegung und Lernen einen besonderen Stoff freisetzen, der für die Restaurationsarbeiten im Gedächtnis unerlässlich ist. Es handelt sich um ein Eiweißmolekül, das auf die Abkürzung BDNF hört, das ist die Kurzform von *Brain-Derived Neurotrophic Fac-*

tor. Dieser Faktor ist in der Lage, im Gehirn und, für unsere Belange besonders wichtig, im Hippocampus, das Nervenwachstum anzuregen. Entdeckt wurde er von Hans Thoenen und Yves-Alain Barde.
18. Einen Überblick über »brillante Spätentwickler« bietet Elkhonon Goldberg in seinem Kapitel »Altern und kluge Köpfe in der Geschichte« seines Buches: Die Weisheitsformel. Wie Sie neue Geisteskraft gewinnen, wenn Sie älter werden, Reinbek bei Hamburg 2007, S. 65–91.
19. D. Kehlmann, Die Vermessung der Welt, Reinbek bei Hamburg 2005, S. 96f.
20. G. Strobel, »In Revival of Parabiosis, Young Blood Rejuvenates Aging Microglia, Cognition«, in: Alzforum 5. Mai 2014, zugänglich unter: http://www.alzforum.org/news/conference-coverage/revival-parabiosis-young-blood-rejuvenates-aging-microglia-cognition.
21. T. Wyss-Coray et al., »The ageing systemic milieu negatively regulates neurogenesis and cognitive function«, in: Nature 477 (2011), S. 90–94; A. Bitto/M. Kaeberlein, »Rejuvenation: It's in Our Blood«, in: Cell Metab. 20 (1) (2014), S. 2–4; A. Laviano, »Young Blood«, in: The New England Journal of Medicine 371 (2014), S. 573–575.
22. Vgl. C. Haas/A.Y. Hung/M. Citron/D.B. Teplow/D.J. Selkoe, »beta-Amyloid, protein processing and Alzheimer's disease«, in: Arzneimittelforschung 45 (3A) (1995), S. 398–402; H.V. Vinters, »Emerging concepts in Alzheimer's disease«, in: Annu. Rev. Pathol. 10 (2015), S. 291–319; H. Zempel/E. Mandelkow, »Lost after translation: missorting of Tau protein and consequences for Alzheimer disease«, in: Trends Neurosci. 37 (12) (2014), S. 721–732; zur neuesten Entwicklung in der Erforschung der Risikofaktoren vgl. D.M. Michaelson, »APOE ε4: the most prevalent yet understudied risk factor for Alzheimer's disease.«, in: Alzheimers Dement. Nov; 10 (06) (2014), S. 861–868.

Kapitel 7

1. Th. Nagel, »What is it like to be a Bat?«, in: The Philosophical Review 83 (4) (1974). S. 435–445.
2. C. Grau/R. Ginhoux/A. Riera/T.L. Nguyen/H. Chauvat/M. Berg/J.L. Amengual/A. Pascual-Leone/G. Ruffini, »Conscious Brain-to-Brain Communication in Humans Using Non-Invasive Technologies«, in: PLOS ONE, 19 (2014), zugänglich un-

ter: http://journals.plos.org/plosone/article?id=10.1371/journal.pone.0105225

3. U. Kummer, »Die Melodie macht die Musik. Um das Konzert des Lebens zu verstehen, muss sich die wissenschaftliche Denkweise ändern«, zugänglich unter der Webadresse: http://www.uni-heidelberg.de/presse/ruca/ruca08–2/die.html.
4. St. L. Bressler/V. Menon, »Large-scale brain networks in cognition: emerging methods and principles«, in: Trends in Cognitive Sciences 14 (6) (2010), S. 277–290.
5. Vgl. beispielsweise mit Blick den Geruchssinn: A. Menini (Hg.), The Neurobiology of Olfaction, Boca Raton 2010, Kapitel 12.
6. M. Halbwachs, La mémoire collective, Paris 1997, Albin Michel.
7. Eine sehr umfassende Zusammenstellung von Entwicklungen und Tendenzen findet sich in: J.K. Olick/V. Vinitzky-Seroussi/D. Levy (Hg.), The Collective Memory Reader, Oxford 2011.
8. H. Welzer, Das kommunikative Gedächtnis. Eine Theorie der Erinnerung, 3. Auflage, München 2011.
9. Vgl. J. Assmann, Das kulturelle Gedächtnis: Schrift, Erinnerung und politische Identität in den frühen Hochkulturen, München 2013.
10. P. Nora (Hg.), Les Lieux de mémoire, Paris 1997, Gallimard, 3 Bde.

Kapitel 8

1. Vgl. *Süddeutsche Zeitung* vom 2.5.2015, S. 33.
2. Vgl. G.W. Leibniz, Monadologie § 17. Bei Leibniz geht es in seinem Mühlenbeispiel um Fragen der Wahrnehmung.

Schluss

1. R. Kurzweil, The Singularity Is Near: When Humans Transcend Biology, London 2006.